S. Illing, T. Ledig

Impfungen

W0189690

Stephan Illing, Thomas Ledig

Impfungen

3., neu bearbeitete Auflage

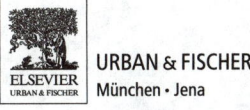

URBAN & FISCHER
München · Jena

Zuschriften und Kritik an

Elsevier GmbH, Urban & Fischer Verlag, Lektorat Medizin, Karlstraße 45,
80333 München

Anschriften der Herausgeber:

Dr. med. Stephan Illing
Hermann-Löns-Weg 7
70736 Fellbach

Dr. med. Thomas Ledig
Leonberger Str. 29/1
71254 Ditzingen

Wichtiger Hinweis für den Benutzer

Die Erkenntnisse in der Medizin unterliegen laufendem Wandel durch Forschung und klinische Erfahrungen. Herausgeber und Autoren dieses Werkes haben große Sorgfalt darauf verwendet, dass die in diesem Werk gemachten therapeutischen Angaben (insbesondere hinsichtlich Indikation, Dosierung und unerwünschten Wirkungen) dem derzeitigen Wissensstand entsprechen. Das entbindet den Nutzer dieses Werkes aber nicht von der Verpflichtung, anhand der Beipackzettel zu verschreibender Präparate zu überprüfen, ob die dort gemachten Angaben von denen in diesem Buch abweichen und seine Verordnung in eigener Verantwortung zu treffen.

Wie allgemein üblich wurden Warenzeichen bzw. Namen (z.B. bei Pharmapräparaten) nicht besonders gekennzeichnet.

Der Verlag hat sich bemüht, sämtliche Rechteinhaber von Abbildungen zu ermitteln. Sollte dem Verlag gegenüber dennoch der Nachweis der Rechtsinhaberschaft geführt werden, wird das branchenübliche Honorar gezahlt.

Bibliografische Information Der Deutschen Bibliothek

Die Deutsche Bibliothek verzeichnet diese Publikation in der Deutschen Nationalbibliografie; detaillierte bibliografische Daten sind im Internet über http://dnb.ddb.de abrufbar.

Für Copyright in bezug auf das verwendete Bildmaterial siehe Abbildungsnachweis.

Um den Textfluss nicht zu stören, wurde bei Patienten und Berufsbezeichnungen die grammatikalisch maskuline Form gewählt. Selbstverständlich sind in diesen Fällen immer Frauen und Männer gemeint.

Planung und Lektorat: Dr. med. Bernadette Aulinger, München
Redaktion: Susanne C. Bogner, Dachau
Register: Dr. Stephan Illing, Fellbach
Herstellung: Johannes Kressirer, München
Satz: abavo GmbH, Buchloe
Druck und Bindung: Legoprint, Lavis, Italien
Umschlaggestaltung: SpieszDesign, Ulm

ISBN-13: 978-3-437-21392-2
ISBN-10:   3-437-21392-X

Aktuelle Informationen finden Sie im Internet unter www.elsevier.com und
www.urbanfischer.de

Vorwort zur 3. Auflage

Dieser Leitfaden erscheint nun in der 3. Auflage, völlig neu bearbeitet und um zahlreiche Daten und Fakten ergänzt. Wir haben versucht, der Grundidee des Kitteltaschenbuches treu zu bleiben: einen schnell zugänglichen und zuverlässigen Ratgeber für alle jene Fälle zu bieten, in denen rasche und präzise Information benötigt wird. Die neuen (und teilweise kontrovers diskutierten) Impfempfehlungen sind ebenso eingearbeitet wie auch viele neue wissenschaftliche Erkenntnisse.

Besonderen Wert haben wir darauf gelegt, spezielle Impffragen, z.B. bei chronischen und immunologischen Erkrankungen sowie bei vielen speziellen Situationen, zu beantworten.

Für die neue Auflage wurden die Beschreibungen der einzelnen impfpräventablen Erkrankungen überarbeitet und ergänzt. Die Marktübersicht wurde völlig neu erstellt und geordnet, da sich bei den Anbietern von Impfstoffen sehr viel getan hat. Ebenso wurden die reisemedizinischen Grundlagen überarbeitet und auf den aktuellen Stand gebracht.

Trotz aller Sorgfalt kann ein Ratgeber zu Impfungen die allerneuesten und zukünftigen Entwicklungen nicht wiedergeben. Daher ist es Pflicht des impfenden Arztes, sich über neue Empfehlungen und Standards zu informieren, z.B. wenn die jährliche Aktualisierung der Impfempfehlungen ansteht (www.rki.de)!

Wir hoffen, dass der Leitfaden „Impfungen" möglichst vielen Kolleginnen und Kollegen im medizinischen Alltag nützliche Dienste leisten wird – und vielleicht bisweilen Lust weckt, das eine oder andere Thema zu vertiefen!

Wir danken den Mitarbeiterinnen des Elsevier-Verlages, in erster Linie Fr. Dr. med. B. Aulinger und Frau S. Bogner, für die sehr gute und vor allem auch geduldige Zusammenarbeit. Susanne Illing erledigte einen großen Teil der Schreibarbeiten, zuverlässig und termingerecht. Dank gebührt unseren

Familien, die mit viel Geduld die Autoren-Nebentätigkeit ertrugen. Und einen Dank auch an unsere Leser, von denen einige Anregungen für diese neue Auflage kamen.

Fellbach und Ditzingen, im März 2006
S. Illing   T. Ledig

Auf dem Gebiet der Impfprävention haben sich in den vergangenen zwanzig Jahren zwei gegenläufige Entwicklungen abgezeichnet. Einerseits hat der Erfolg der Massenimpfungen gegen früher allgegenwärtige Erkrankungen wie Diphtherie oder Polio diese in unseren Breiten fast zum Verschwinden gebracht. Die Folge ist eine Art Impfmüdigkeit auf Seiten der Patienten wie auch der Ärzte, denn wozu soll man noch impfen, wenn kaum eine reale Infektionsgefahr besteht?

Andererseits macht die rasante Entwicklung neuer Impfstoffe (HiB, azelluläre Pertussis – Vakzine, Hepatitis A und B, und in naher Zukunft vielleicht auch Borreliose, HIV und Malaria) das Feld immer unübersichtlicher. Es muss befürchtet werden, dass viele Patienten nicht in den Genuss eines wirksamen Schutzes vor Erkrankungen kommen, weil die sie betreuenden Ärztinnen und Ärzte sich mit der Auswahl der Impfungen für ganz bestimmte Patientengruppen und der Abwägung von Indikation und Kontrollindikationen überfordert fühlen.

Es liegt zwar reichlich und qualitativ hervorragende Literatur für den Impfarzt vor. Leider mangelt es in der täglichen Arbeit in Klinik und Praxis jedoch an der Zeit, diese Literatur im Bedarfsfall heranzuziehen, um einen Patienten individuell beraten zu können.

Der vorliegende „Lightfaden Impfungen" kann und will nicht die intensive Auseinandersetzung mit den oft faszinierenden Grundlagen der Impfprävention ersetzen. Aber er soll ein täglicher Begleiter sein für alle Kolleginnen und Kollegen, die sich eine übersichtliche Hilfe durch den Dschungel der Indikationen, Kontraindikationen, der Impfabstände, -ausschlüsse, der Auffrischungstermine und natürlich auch des Angebots von Impfstoffen auf dem Markt wünschen. Besonderen Wert haben wir auf den schnellen Zugriff auf einzelne Impfungen und auf die Aktualität der verwendeten Angaben gelegt. Dennoch können einzelne Angaben innerhalb weniger Wochen überholt sein, wie z.B. die Rücknahme eines FSME-

Impfstoffs für Kinder oder der Austausch der oralen gegen die parenterale Polio-Impfung gezeigt haben. Wir versuchen, auf einige absehbare Veränderungen in dem Kapitel „Zukünftige Entwicklungen" hinzuweisen.

Wir danken dem Gustav-Fischer-Verlag und insbesondere unseren Lektoren Frau Dr. Knupfer und Herrn Dr. Jaus für die intensive und geduldige Unterstützung bei der Verwirklichung dieses Leitfadens.

Stuttgart und Ditzingen, im Juni 1998
S. Illing   T. Ledig

Inhalt

Impfungen alphabetisch

Borreliose / Lyme-Krankheit

Es gibt zwar keinen Impfstoff gegen Borrelien. Trotzdem schien die Aufnahme der Borreliose in dieses Werk sinnvoll, da die Borreliose häufiger und im klinischen Alltag wichtiger ist als die auch von Zecken übertragene FSME. Bei Laien ist das Vorurteil weit verbreitet, man sei mit einer Impfung gegen alle von Zecken übertragenen Erkrankungen geschützt oder sogar gegen Zeckenbisse.

Steckbrief der Erkrankung

Erreger: Borrelien, gramnegative Bakterien aus der Familie der Spirochäten. Am meisten verbreitet ist B. burgdorferi, aber auch andere Arten führen zur Erkrankung (B. garinii, B. afzelii, B. turdi, B. tanukii), sodass oft vom B.-burgdorferi-Komplex gesprochen wird.

Borrelien werden beim Blutsaugen in die Zecke aufgenommen, ruhen dann im Darm bis zur nächsten Blutmahlzeit und gelangen über die Speicheldrüsen der Zecke beim nächsten Blutsaugen in einen neuen Wirt.

Stadien:

- **Stadium I** = lokalisiertes Frühstadium: Erythema migrans, Lymphadenosis cutis benigna. Inkubationszeit 12 Tage (5–48). Das Erythema migrans kann auch multipel auftreten als Zeichen einer frühen Streuung des Erregers. Bei manchen Patienten läuft dieses Stadium subklinisch oder unbemerkt ab.
- **Stadium II** = generalisiertes Frühstadium mit akuten Organmanifestationen: Gelenke, ZNS (Neuroborreliose mit aseptischer Meningitis, Neuritis, auch Enzephalitis oder periphere Hirnnervenlähmung, meist Fazialisparese), Augen, Herz, Acrodermatitis chronica atrophicans. Inkubationszeit 2–10 Wochen, bei ca. zwei Drittel Spontanheilung.
- **Stadium III** = chronisches Stadium (Gelenke, Haut, Nervensystem): Abstand zur Erstinfektion 6–12 Monate oder länger, keine Spontanheilung zu erwarten.

Epidemiologie

- In Endemiegebieten sind Zeckenlarven zu ca. 1%, Nymphen zu 10% und adulte Zecken zu 40% mit Borrelien infiziert, 80% der Stiche erfolgen durch Nymphen.
- Bei etwa 5% der Stiche von infizierten Zecken kommt es zu einer manifesten Erkrankung.
- In Deutschland ca. 60 000 Erkrankungen/Jahr bzw. 25/100 000, *mit großen regionalen Unterschieden auch in benachbarten Regionen*, im Prinzip aber in ganz Mitteleuropa gleichmäßig.

Diagnostik

- **Suchtest (ELISA):** bei eindeutig negativem Suchtest ist keine weitere Diagnostik nötig.
- **Bestätigungstest** (bei positivem Suchtest) zum Ausschluss kreuzreagierender Antikörper gegen andere Spirochäten: Nachweis von IgM- und IgG-Antikörpern gegen borrelienspezifische Antikörper im Westernblot. Allerdings kann die Serologie nicht zwischen früherer Infektion und aktiver Borreliose unterscheiden.
- Anzüchtung aus Erythema migrans möglich, aber nicht sinnvoll.
- Im Stadium III ist bei isolierter Neuroborreliose unter Umständen nur die Liquorserologie positiv.
- PCR aus Zecken ist nicht indiziert, da keine sinnvolle Aussage über die Infektion möglich ist.

Impfstoff

Ein aktiver Impfstoff gegen die Borreliose steht nicht zur Verfügung. In den USA wurde zeitweise eine Impfung angewendet, sie wurde aber wieder aus dem Handel genommen (u.a. wegen der Induktion von Autoantikörpern). In Europa ist wegen der zahlreichen unterschiedlichen Borrelienstämme nicht mit der Entwicklung eines wirksamen Impfstoffs zu rechnen.

Therapie

- Stadium I:
  - Alter ≤ 9 Jahre: Amoxicillin oral 50 mg/kg/d über 10 (nach internationaler Empfehlung 20) Tage, bei Persistenz weitere 10 Tage, oder Cefuroxim 20–30 mg/kg/d über 10 Tage, alternativ Makrolid.
  - Alter > 9 Jahre: Doxycyclin 1. Tag 4 mg/kg/d, 2. bis 10. Tag 2 mg/kg/d, max. 200 mg/d.
- **Neuroborreliose, Lyme-Arthritis**, Lyme-Karditis:**
  Ceftriaxon 50 mg/kg/d, max. 2 g/d in einer Dosis über 2 Wochen*
  Cefotaxim 200 mg/kg/d, max. 6 g/d in 3 Dosen über 2 Wochen*
  Penicillin G 0,5 Mio. IE/kg/d, max. 12 Mio. IE/d, in 4 Dosen über 2 Wochen (bei Arthritis auch alternativ USA-Empfehlung 28 Tage Doxycyclin, Dos. s. o.)
  *(lt. einigen Empfehlungen 30 Tage), **(bei Arthritis auch Empfehlung bis 60 Tage)

Tipps und Fehlerquellen

- Entfernung einer Zecke mit Pinzette oder Faden, Zecke vorsichtig herausziehen, ohne sie dabei zu quetschen, evtl. etwas rütteln, nach Entfernung Einstichstelle desinfizieren. Evtl. verbleibenden Rest des Stichwerkzeugs der Zecke mit Kanüle o. Ä. entfernen. Belassen erhöht das Infektionsrisiko aber nicht.
- Der frühe Zeitpunkt der Zeckenentfernung ist wichtiger als die richtige Technik.
- Keine Therapie, wenn keine Symptome bestehen. Ein positiver Titer allein ist keine Krankheit, eine generelle Antibiotikaprophylaxe nach Zeckenbiss nicht sinnvoll.

Cholera

Steckbrief der Erkrankung

Durch kontaminiertes Wasser (fäkal-oral) erworbene Infektion mit enterotoxinbildenden *Vibrio cholerae* (verschiedene Serotypen). In etwa 60% der Infektionen milde Enteritis-Symptomatik, in 20–40% (insbesondere bei Vorerkrankungen oder schlechtem Ernährungszustand) schwere, akut verlaufende Dünndarmentzündung mit Fieber, Erbrechen, häufigen reiswasserartigen Stühlen und rascher Elektrolytentgleisung, Dehydratation und Schock.

Letalität > 20% unter Bedingungen schlechter medizinischer Versorgung, < 1% bei optimaler Therapie (Rehydratation, Antibiotika).

Vorkommen weltweit in tropischen und subtropischen Gebieten, endemisch in Afrika; wiederholte Ausbrüche in Süd- und Südostasien, Mittel- und Südamerika.

Epidemiologie

Vibrionen kommen v. a. in küstennahem Salz- und Brackwasser vor. Infektion über Schalentiere (endemisch) oder auf fäkal-oralem Weg von Mensch zu Mensch (epidemisch). Als Reiseinfektion sehr selten, in Deutschland 0–3 Fälle jährlich.

Indikation

- Schutz vor der Erkrankung für Reisende in Endemiegebiete (sehr geringe Infektionsgefahr bei Einhaltung der Grundregeln der Infektionsprophylaxe!),
- individuelle Schutzwünsche von Reisenden trotz des geringen Infektionsrisikos,
- Mitarbeiter von Hilfsorganisationen in Endemiegebieten oder bei Epidemien.
- Einzelne Länder verlangen den Nachweis einer Choleraimpfung bei Einreise aus einem Endemiegebiet (trotz gegenteiliger WHO-Empfehlung).

Pro und Kontra

Pro

- Wesentlich höhere Immunogenität als der nicht mehr verfügbare injizierbare Totimpfstoff, wesentlich bessere Verträglichkeit.
- Laut Herstellerangaben soll aufgrund einer Kreuzreaktivität der β-Untereinheit des Choleratoxins (CTB) parallel ein eingeschränkter Schutz vor ETEC induziert werden.

Kontra

- Nur eingeschränkte, auf den Darm beschränkte Immunität gegen Bakterium und Toxin.
- Noch keine Langzeiterfahrungen verfügbar.

Kontraindikation

- **Allgemeine:** ☞ Sonderfälle.
- **Spezielle:** Schwangerschaft, Kinder unter 2 Jahren.

Impfstoff

Es werden je ein oral applizierbarer Lebend- (Orochol®, Berna) und ein Totimpfstoff (Dukoral®, Chiron Behring) angeboten.

- **Orochol®:** Klassischer Vibrionenstamm, aus dem gentechnisch das für das Toxin kodierende Gen entfernt wurde.
- **Dukoral®:** Kombination aus inaktiviertem Ganzkeim und rekombinant hergestellter β-Untereinheit des Choleratoxins.

Der früher verwendete injizierbare Totimpfstoff ist aufgrund mangelnder Wirksamkeit und massiver Nebenwirkungen nicht mehr verfügbar.

Impfschutz

Orochol®:

- **Schutzbeginn:** etwa 1 Woche nach der Schluckimpfung.
- **Schutzdauer:** ca. 2 Jahre, mit nach 6 Monaten abfallender Schutzwirkung.
- **Erfolgsquote:** ca. 80%.

Dukoral®:
- **Schutzbeginn:** etwa 1 Woche nach 2. Dosis der Schluck-impfung.
- **Schutzdauer:** ca. 2 Jahre, mit nach 6 Monaten abfallender Schutzwirkung.
- **Erfolgsquote:** 85–100%.

Grundimmunisierung und Auffrischung

- **Orochol®:** 1 Dosis des frisch zu suspendierenden Impf-stoffs.
- **Dukoral®:** 2 Dosen des jeweils frisch anzurührenden Impf-stoffs im Abstand von 1–6 Wochen möglichst auf nüchternen Magen (1 Stunde Nahrungskarenz vor und nach Applikation des Impfstoffs). Auffrischung nach 2 Jahren, wenn kontinu-ierlicher Schutz benötigt, sonst nach Bedarf (2. Dosis spätes-tens 1 Woche vor Beginn der Reise in ein gefährdetes Gebiet).

Impfreaktionen

In seltenen Fällen leichte Übelkeit, weiche Stühle.

Komplikationen

Keine bekannt.

Tipps und Fehlerquellen
- Der Lebendimpfstoff sollte nicht zeitgleich mit Antibio-tika oder Malariaprophylaktika (Chloroquin, Meflo-quin; für Malarone liegen keine Daten vor) eingenom-men werden (Wirkungsverlust).
- Schutzwirkung lässt nach ca. 6 Monaten allmählich nach. Die allgemeinen Regeln zur Infektionsprophylaxe müssen beachtet werden!
- Bei Lebendimpfung ist eine Ausscheidung des Impfkeims bis zu 8 Tage nach oraler Impfung möglich. Dieser ist nur mit besonderen Methoden kulturell von pathogenen Vi-brionen zu unterscheiden. Vorsicht bei der Beurteilung von Stuhlkulturen in den Tagen nach Schluckimpfung!

CMV (Zytomegalievirus)

Steckbrief der Erkrankung

Das Zytomegalievirus (CMV) zählt zu den Herpesviren. Es wird vorwiegend durch direkten Körperkontakt (sexuell, andere Körpersekrete, intrauterin, perinatal) übertragen. Verlauf meist uncharakteristisch mit leichtem Fieber, evtl. Lymphknotenschwellung.

- Pränatale CMV-Infektion: Erstinfektion der Mutter in der Frühschwangerschaft kann zum Abort führen. Prinzipiell kann in der Schwangerschaft sowohl eine Erstinfektion als auch die Reaktivierung einer früheren Infektion der Mutter zu Embryopathien führen mit: Hepatosplenomegalie, Hyperbilirubinämie, Lymphozytose, Thrombozytopenie, Petechien, evtl. Anämie, Mikrozephalie, Enzephalitis und/oder Chorioretinitis.
- Etwa 1% (0,2–2,4%) aller lebendgeborenen Kinder ist CMV-infiziert, etwa jedes 9. davon zeigt Symptome. Da das CMV persistiert (je früher die Erstinfektion, desto häufiger), sind seropositive Personen immer als potentiell infektiös zu betrachten.
- Transplantationsbedingte CMV-Infektion: Bei Übertragung eines Organs von einem CMV-positiven Spender auf einen CMV-negativen Empfänger kann es unter der Immunsuppression zu einer chronischen CMV-Infektion kommen, die nur schwer beherrschbar ist und vor allem bei Lungentransplantierten zum Organversagen führen kann.

ⓘ **Cave:** Bluttransfusion bei Neugeborenen seronegativer Mütter, iatrogene Infektion durch CMV-kontaminierte Blutkonserven können lebensbedrohlich werden!

Epidemiologie

- Die Durchseuchung bei jungen Erwachsenen beträgt abhängig vom Sozialstatus 40–90%.
- Jährlich werden ca. 20–30 Fälle einer konnatalen CMV-Infektion gemeldet, bei hoher Dunkelziffer.

Indikation zur Immunglobulingabe

- Abwehrgeschwächte, v.a. seronegative Pat. nach Transplantation.
- Neugeborene seronegativer Mütter bei Bluttransfusion von Spendern mit unbekanntem CMV-Immunstatus.

Pro und Kontra

Bei entsprechender Indikation gibt es keine ernsthaften Gegenargumente.

Kontraindikationen

Wie bei allen Immunglobulinen.

Impfstoff

Ein aktiver Impfstoff steht derzeit nicht zur Verfügung. Es wäre sicher wünschenswert, zumindest Risikopatienten aktiv impfen zu können. Bei konkret fassbarem Infektionsrisiko ist die passive Prophylaxe mit Hyperimmunglobulin (s.u.) möglich.

Impfschutz

Schutzbeginn: Bei rechtzeitiger Gabe (z.B. unmittelbar vor Bluttransfusion) besteht ein relativ guter Schutzeffekt. Hingegen kein Schutz durch z.B. passiv übertragene Antikörper der Mutter!
Schutzdauer: Wenige Wochen.
Erfolgsquote: Keine exakten Zahlen bekannt.

Grundimmunisierung und Auffrischung

Grundimmunisierung
Passiv mit Cytoglobin® 5% (Bayer Vital), Cytotect® CP Biotest oder Gammagard® S/D (Baxter BioScientia).

Auffrischung
Entfällt.

Impfreaktionen

Wie bei allen Immunglobulinen.

Komplikationen

Wie bei allen Immunglobulinen.

> **Tipps und Fehlerquellen**
> - Die wichtigste prophylaktische Maßnahme ist die Verwendung CMV-freier Blutkonserven für Risikopatienten, v.a. für Neu- und Frühgeborene, junge Säuglinge und Kinder unter zytostatischer Therapie oder mit Immundefekten.
> - Patienten mit bekannter akuter CMV-Infektion bzw. Dauerausscheider sollten in der Klinik von anderen Risikopatienten isoliert werden. Außerdem dürfen sie nicht von Schwangeren versorgt werden, damit keine Erstinfektion in der Schwangerschaft riskiert wird.

Steckbrief der Erkrankung

Erreger: *Corynebacterium diphtheriae* (toxinbildende Stämme).

Übertragung durch Tröpfcheninfektion, Kontagionsindex 10–20%.

Symptomatik: Nasen- und Rachendiphtherie (90%) mit Rötung und Schwellung der Schleimhaut, Schluckbeschwerden, süßlich riechender Atem, Angina mit Pseudomembranen (grauweiße Flecken, die in bräunliche, konfluierende Beläge übergehen), lokale Lymphadenitis.

Ausbreitung der pseudomembranösen Entzündung auf Kehlkopf und Trachea (< 10%) mit vorwiegend inspiratorischem Stridor (Diphtherie-Krupp). Starke Schwellung der Halsweichteile. Akute Todesfälle durch Ersticken.

Andere lokale Diphtherie-Infektionen sind selten (z. B. Nabel bei Neugeborenen, Wunddiphtherie).

- Toxische Diphtherie: Nach ca. 2 Wochen bis 2 Monaten auftretende toxinbedingte Komplikation mit Myokarditis, neurologischen Ausfällen, Leber- und Nierenerkrankung. Hohe Frühletalität und häufige Spätschäden.
- Toxinbildende Diphtheriestämme treten alle 30–50 Jahre epidemieartig gehäuft auf, sodass auch schon vor Einführung der Impfung die Erkrankungs- und Komplikationshäufigkeit sehr stark schwankte (z. B. vor einigen Jahren Endemie in Osteuropa).

Epidemiologie

1990–1999 30 Fälle in Deutschland. Impfschutz 80% im 1. Lj., ca. 85–90% im 2. Lj., 97% bei Einschulung (2004), max. 98% bei Jugendlichen, < 50–70% der Erwachsenen, alte Bundesländer deutlich schlechter.

Indikation

Alle Personen.

Pro und Kontra

Pro

Verhinderung der schweren Erkrankung und ihrer Komplikationen.

Kontra

Ernsthafte Gegenargumente gibt es nicht.

Kontraindikationen

- **Allgemeine:** ☞ Sonderfälle
- **Spezielle:** keine

Impfstoff

Diphtherie-Adsorbat-Impfstoff ist für Kinder (20 bzw. 30 IE) und Erwachsene (2 IE) erhältlich.

In der Regel werden Kombinationsimpfstoffe verwendet, in unterschiedlicher Dosierung. Beispiele:

- **Erstimmunisierung im Säuglings-/Kleinkindalter:**
  - DTPa: Infanrix® (GlaxoSmithKline),
  - DTPa-HepB-IPV-HiB: Infanrix hexa® (GlaxoSmithKline),
  - DTPa-IPV-HiB: Infanrix®-IPV+Hib (GlaxoSmithKline), Pentavac®(Aventis Pasteur MSD).
- **Kombinationen für Kinder ab 6/10 Jahre und Erwachsene:**
  - Td: Td-pur® (Chiron Behring), Td-Impfstoff Mérieux; Td-Rix® (GlaxoSmithKline, ab dem 6. Lj.),
  - Td-aP: Boostrix® (GlaxoSmithKline), Covaxis® (Aventis-PasteurMSD),
  - Td-IPV: Revaxis® (Aventis Pasteur MSD), Td-Virelon® (Chiron Behring).

Impfschutz

Schutzbeginn: Frühester Schutz ca. 6 Wochen nach Beginn und Gabe von mindestens 2 Impfdosen, belastbarer Schutz ist erst nach voller Immunisierung anzunehmen. Gewünschter Schutztiter: Antitoxin-lgG > 0,1 lE/ml.

Schutzdauer: Nach vollständiger Grundimmunisierung 10 Jahre und länger.

Erfolgsquote: Ca. 90%, d.h. auch nach Immunisierung kann es zu einer (meist aber leichteren) Erkrankung kommen. Die schweren Komplikationen werden relativ sicher verhütet.

Grundimmunisierung und Auffrischung

Grundimmunisierung

- Bei Kindern laut Impfplan im 2., 3. und 4. sowie 11. bis 14. Lebensmonat insgesamt 4 Injektionen i.m., kombiniert mit Tetanus, HiB, Pertussis, IPV, Hepatitis B.
- Bei Erwachsenen; 3 Injektionen i.m., Monate 0 und 1–3 und 3–12.
- Abstände zu anderen Impfungen ☞ Impfabstände und -kombinationen.

Auffrischung

- Laut Impfplan bei Kindern im 5. bis 6. und im 11. bis18. Lebensjahr, danach alle 10 Jahre.
- Bei Personen > 60 Jahre mit längerer Impflücke (keine Auffrischung > 15 Jahre) sollte eine 2. Auffrischung ca. 3 Monate nach der ersten gegeben werden, da die Immunantwort oft eingeschränkt ist.

Passive Immunisierung

Meist steht nur antitoxisches Tierserum (Pferd) zur Verfügung. Humanes Serum wäre prinzipiell verträglicher.

- Prophylaxe nach Kontakt Ungeimpfter: 3000 IE Antitoxin i.m.
- Therapie bei Erkrankung: 250–1000 IE/kg i.m., bei toxischer Diphtherie bis 2000 IE/kg möglich.

ⓘ **Cave:** Allergische Schockreaktion, bes. bei Pferdeallergie oder früherer Serumtherapie! Aus forensischen Gründen immer Verträglichkeit durch Intrakutantestung (0,1 ml der 1 : 10 verdünnten Lösung) feststellen.

Impfreaktionen

- Häufig lokale Schwellungen und Rötungen, leichte Allgemeinsymptome.
- Allergische Reaktionen sehr selten, Reaktionen eher bedingt durch Fehlinjektion als Allergien (gegen Bestandteil des Impfstoffs).

Komplikationen

Vereinzelt schwere Impfreaktionen mit Neuritiden, Guillain-Barré-Syndrom, Thrombozytopenie, Glomerulonephritis, aber meist nicht zweifelsfrei kausal der Impfung zuzuordnen:
- Versehentliche i.v. Injektion kann Schockreaktion auslösen.
- Versehentliche s.c. Injektion des Adsorbat-Impfstoffs prinzipiell ungefährlich, aber verstärkte Lokalreaktion (sehr oft als Impfabszess fehlgedeutet).

Tipps und Fehlerquellen
- Kinder mit schwerer Neurodermitis können sehr stark auf die Diphtherie-Impfung reagieren. Hier können eine Kontrolle der Impftiter und ein modifizierter Impfplan nötig werden (parallel oft schlechter Tetanus-Schutz!).
- Bei Verletzungen (und unklarem Impfstatus) möglichst Td-Impfstoff verwenden, nicht nur Tetanus!

FSME

Steckbrief der Erkrankung

Erreger der Frühsommer-Meningoenzephalitis ist das *FSME-Virus*, ein Flavivirus. Natürliches Erregerreservoir sind Zecken (*Ixodes ricinus*, „Holzbock"), die besonders im Frühjahr, aber auch im Spätsommer aktiv sind. Keine Übertragung von Mensch zu Mensch. In 60–70% der Fälle ist der Verlauf asymptomatisch. Ansonsten Vorphase mit grippeähnlichen Symptomen, bei ca. 10% zweite Phase mit Enzephalitis, meningealer Reizung, evtl. Lähmungen ähnlich der Polio, Leber- und Myokardbeteiligung. Langsame Erholung und bei ca. 10% bleibende Lähmungen. Letalität ca. 1%, bei Kindern bessere Prognose bzw. milderer Verlauf und sehr selten Residuen.

- **Klimatische/geographische Voraussetzungen:** Mittlere Jahrestemperatur > 8 °C, Meereshöhe bis 1000 m.
- **Endemiegebiete:** In Deutschland v.a. Bayern, Schwarzwald, oberes Rheintal, Neckartal, vereinzelt in Hessen, Mecklenburg, Brandenburg und anderen Ländern. Sehr verbreitet in Österreich, besonders Donauebene und Kärnten/Steiermark, Balkanländer, mittleres Osteuropa (Abb. 1 und 2).
- Auch in Endemiegebieten ist nur ca. jede 500. bis 1000. Zecke infektiös, allerdings mit hoher Kontagiosität. Die Verweildauer der Zecke nach dem Biss spielt keine Rolle, da die Viren unmittelbar nach dem Anbeißen übertragen werden können.
- Inkubationszeit 2–28 Tage (Durchschnitt 7–14 Tage).

Epidemiologie

Keine exakten Zahlen, Risiko regional sehr unterschiedlich; in Endemiegebieten jährlich bis zu 80 Erkrankungen/100 000 Einwohner.

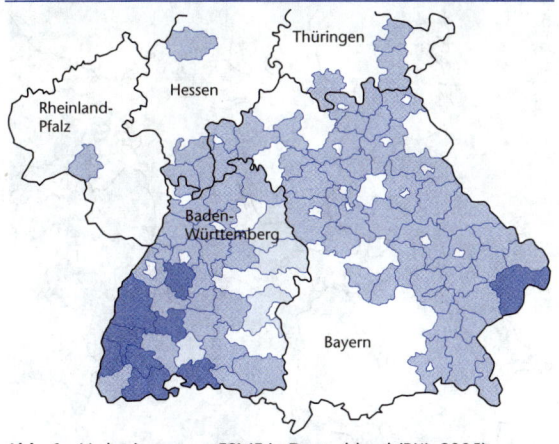

Abb. 1 Verbreitung von FSME in Deutschland (RKI, 2005)

Indikation

- In Endemiegebieten als Routine-Impfung bei Kindern und Erwachsenen.
- Bei Personen mit starker Exposition (Waldarbeiter, Wohnlage, Freizeitgestaltung etc.).
- Indikationsimpfung vor Reisen in Endemiegebiete.

Pro und Kontra

Pro

Bei richtiger Indikation keine ernsten Gegenargumente.

Kontra

In Gebieten mit geringer Wahrscheinlichkeit sollte v.a. bei Kindern Zurückhaltung geübt werden.

Kontraindikationen

- **Allgemeine:** ☞ Sonderfälle.
- **Spezielle:** keine. (Hühnereiweißallergie ☞ Sonderfälle, Hühnereiweißallergie)

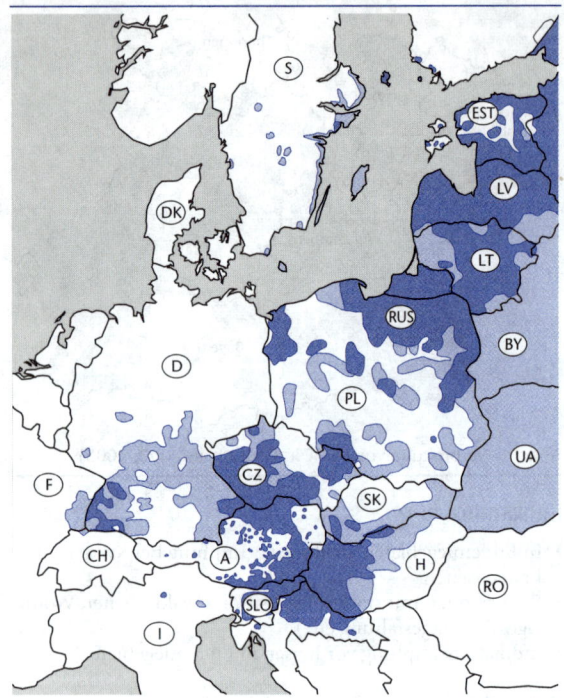

Abb. 2 Verbreitung von FSME in Europa.
■ FSME dokumentiert
■ FSME kommt vor, jedoch keine oder unzureichende Dokumentation von Erkrankungen (Daten der nationalen Gesundheitsbehörden, Bröker und Griel, 2003)

Impfstoff

Adsorbatimpfstoff aus inaktivierten FSME-Viren, auf Hühnerfibroblasten-Kulturen gezüchtet, hochgereinigt.
- Encepur Kinder® (bis 12. Lj., Chiron Behring),
- Encepur® (ab 12. Lj., Chiron Behring),
- FSME-IMMUN 0,25 junior® für Kinder (Baxter),
- FSME-IMMUN Erwachsene® (Baxter).

Impfschutz

Schutzbeginn: Antikörper frühestens 7 Tage nach der ersten Impfstoffgabe.
Schutzdauer: Nach vollständiger Immunisierung Schutz über mindestens 3 Jahre.
Erfolgsquote: Über 99%

Grundimmunisierung und Auffrischung

Grundimmunisierung
3 Impfdosen i.m. in den Monaten 0 und 1–3 und 6–9. Schnellimmunisierung s. u.

Auffrischung
Nach 3 Jahren.

Passive Immunisierung

Die **postexpositionelle Prophylaxe** (passive Immunisierung nach Zeckenbiss) ist problematisch. Auch wenn die Hyperimmunglobulingabe innerhalb der ersten Stunden erfolgt, besteht nur eine relativ geringe Schutzrate von ca. 60%. Andererseits kann es trotz Prophylaxe zu schweren FSME-Verläufen kommen. Bei Kindern sind sogar die meisten schweren (paralytischen) FSME-Erkrankungen nach passiver Prophylaxe vorgekommen, während der Spontanverlauf der Erkrankung relativ gutartig ist. Das FSME-spezifische Gammaglobulin ist seit 2006 nicht mehr erhältlich.

Impfreaktionen

Bei ca. 10% der Impfungen nach 12–48 Stunden: Kopf-schmerzen, Fieber, Muskel- und Gelenkbeschwerden. Schwellungen, Rötungen und andere Lokalreaktionen.

Komplikationen

Meningitische Beschwerden nach 1–2 Tagen können bei 0,1% der Impfungen auftreten. Auszuschließen sind dann virale oder bakterielle Meningitiden anderer Ursache, Virusinfektionen, Migräne, Borreliose, ggf. auch Tumor.

Neuritiden (und Aktivierung eines Guillain-Barré-Syndroms) lassen sich nicht eindeutig kausal der Impfung zuordnen.

> **Tipps und Fehlerquellen**
> - Eine aktive Immunisierung unmittelbar nach Zeckenbiss hat aufgrund der kurzen Inkubationszeit keinen Sinn.
> - Eine Schnellimmunisierung scheint wirksam zu sein. Encepur® 3-mal i.m., Tag 0, 7 und 21, eine Wiederholungsimpfung nach einem Jahr, bei FSME IMMUN Tag 0 und 14, Boosterung nach 9 Monaten.

Gelbfieber

Steckbrief der Erkrankung

Durch Stechmücken (hauptsächlich Aëdes- und Haemago-gus-Arten) übertragene Flavivirus-Infektion (Stadt- und Dschungel-Gelbfieber). Nach Inkubationszeit von 3–6 Tagen akut einsetzende hochfieberhafte Erkrankung mit Myalgien, Leibschmerz, Nasenbluten, zunehmender Verwirrtheit oder Bewusstseinstrübung und Fortschreiten in Leber- und Nie-renversagen. Leichte Verläufe mit Spontanheilung häufig, bei schwerem Verlauf jedoch in bis zu 60% der Fälle letal. Im frü-hen Stadium kein serologischer Nachweis möglich. Differen-tialdiagnostisch schwierige Abgrenzung von anderen akut fieberhaften Tropenerkrankungen (Malaria tropica, akute Vi-rushepatitis, Dengue-Fieber).

Epidemiologie

Endemisch in Lateinamerika von Panama bis Bolivien, ein-schließlich südliches Brasilien, sowie in Afrika 15° nördlich und südlich des Äquators. Jährlich ca. 200 000 Erkrankungs- und 30 000 Sterbefälle weltweit. Als importierte Reiseerkran-kung in Deutschland sehr selten (0–1 Fall jährlich).

Indikation

- Reisende in Länder im Gelbfiebergürtel (Afrika 15° Nord bis 15° Süd; Lateinamerika von Panama bis Bolivien und einschließlich südliches Brasilien, s. Abb. 3 und 4).
- Epidemiologisch wichtige Impfung, um Ausbreitung des Virus in Länder zu verhindern, in denen als Überträger in Frage kommende Stechmücken heimisch sind.

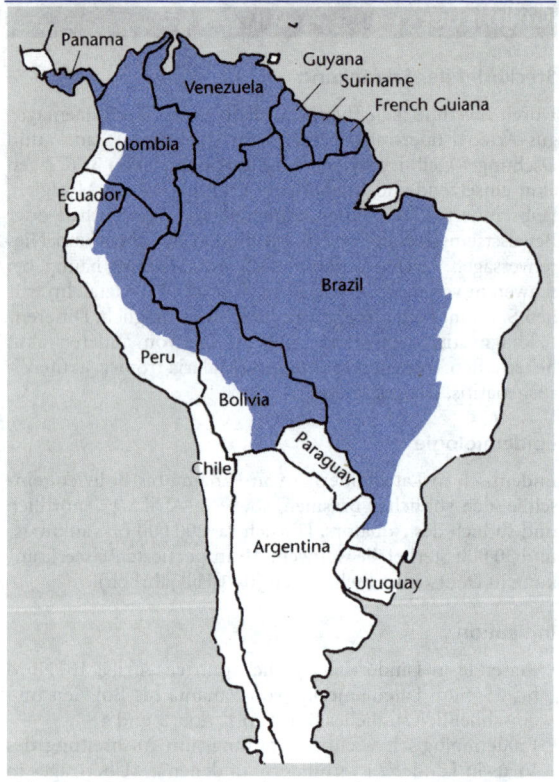

Abb. 3 Gelbfieber-Endemiegebiete in Süd- und Mittelamerika.

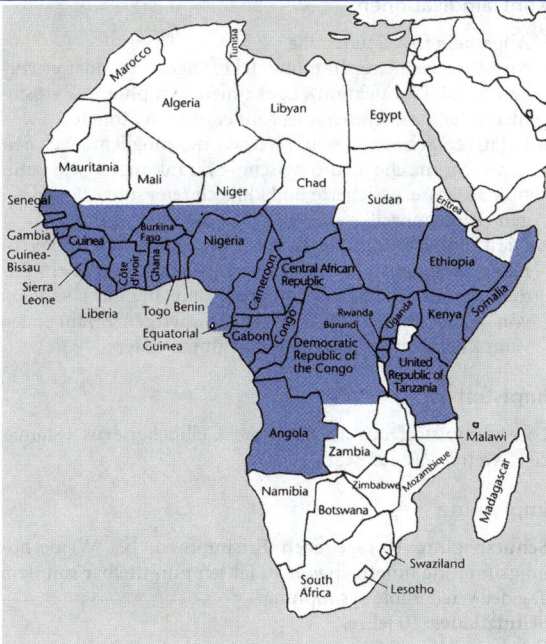

Abb. 4 Gelbfieber-Endemiegebiete in Afrika.

Pro und Kontra

Pro

- Pflichtimpfung bei Einreise in viele Länder, wenn der Reisende aus einem Gelbfieberendemiegebiet kommt (auch bei nur kurzem Stopp ohne Aufenthalt, z. B. Zwischenlandung!).
- Individueller Schutz bei Reise in Endemiegebiete.
- Sehr gute Verträglichkeit.

Kontra

Es gibt keine ernsthaften Gegenargumente.

Kontraindikationen

- **Allgemeine:** ☞ Sonderfälle.
- **Absolute:** zellulärer Immundefekt (angeboren oder erworben, z.B. HIV-Infektion), Leukämien, Lymphome, Zytostatika- oder Strahlentherapie, Kinder unter 6 Monate.
- **Relative:** Schwangerschaft (Impfung möglichst vermeiden), chronische neurologische Erkrankungen wie multiple Sklerose, gesicherte und klinisch relevante Allergie gegen Hühnereiweiß.
- Die Gelbfieberimpfung ist zwar für HIV-infizierte Personen grundsätzlich kontraindiziert. Ist eine Reise in ein Endemiegebiet jedoch unabdingbar, kann bei CD4$^+$-Zahlen von > 200/µl eine Impfung nach bisherigen Erfahrungen wahrscheinlich gefahrlos durchgeführt werden.

Impfstoff

Lebendimpfstoff aus attenuiertem Gelbfiebervirus (Stamaril®, Aventis Pasteur MSD).

Impfschutz

Schutzbeginn: 10 Tage nach Erstimpfung; bei Wiederholungsimpfung innerhalb von 10 Jahren unmittelbar mit dem Tag der Wiederholungsimpfung.
Schutzdauer: 10 Jahre.
Erfolgsquote: > 90%.

Grundimmunisierung und Auffrischung

Grundimmunisierung

- Einmalige Subkutanimpfung 0,5 ml.
- Bei Kindern zwischen 6 und 9 Monaten Dosis halbieren. Bei Kindern unter 6 Monaten nicht empfohlen.
- Abstände zu anderen Impfungen ☞ Impfabstände. Impfungen mit anderen **Lebendimpfstoffen** sollten entweder gleichzeitig oder mit ca. 4 Wochen Abstand von der Gelbfieberimpfung durchgeführt werden.
- Nach Immunglobulingabe mindestens 3 Monate warten.

Auffrischung
Alle 10 Jahre.

Impfreaktionen
Leichte lokale Reizung, subfebrile Temperatur, Abgeschlagenheit, Gliederschmerzen.

Komplikationen
- **Allgemeine** ☞ Impfreaktionen und Impfkomplikationen.
- **Spezielle:** sehr selten Enzephalitis.

> **Tipps und Fehlerquellen**
> - Bei signifikanter Hühnereiweißallergie bei Gelbfieberimpfstelle (Gesundheitsamt oder lizenzierte Impfstelle) internationalen Freistellungsvermerk ins Impfbuch eintragen lassen. Die Einreise in Länder, die die Gelbfieberimpfung fordern, kann verweigert werden! (Anerkennung des Freistellungsvermerks möglichst vor Antritt der Reise klären!)
> - Bei Planung einer Reise die Gelbfieberimpfung möglichst frühzeitig vornehmen (Schutzbeginn erst nach 10 Tagen!).
> - Erkrankungs- oder Todesfall meldepflichtig.

Steckbrief der Erkrankung

Fäkal-orale Übertragung des Hepatitis-A-Virus (HAV, RNA-Virus aus der Familie *Picornaviridae*) durch kontaminierte Speisen, Getränke, Spülwasser, selten durch Wischinfektion, Geschlechtsverkehr oder Blutprodukte.

Akute Infektion verläuft nach einer Inkubationszeit von 15–45 Tagen in 70–90% der Fälle oligosymptomatisch (grippeähnliche Erkrankung) oder asymptomatisch („stille Feiung"). Der Rest der Erkrankungsfälle zeigt Fieber, Abdominalbeschwerden, Erbrechen, Diarrhö und Ikterus unterschiedlicher Ausprägung. Krankheitsdauer beim Vollbild der Erkrankung bis zu maximal 3 Monaten. Praktisch immer vollständige Genesung unter Hinterlassung einer lebenslangen Immunität. Bis in die 60er Jahre des 20. Jahrhunderts häufige (inapparente) Infektionen mit hoher natürlicher Durchseuchung (ca. 40% der über 45-Jährigen). Durch weiter gestiegene Hygiene hat der Anteil der Personen mit natürlicher Immunität stark abgenommen. Höchste Infektiosität 2 Wochen vor Symptombeginn; Virusausscheidung bis zu 6 Wochen nach Erkrankung.

☉ **Cave:** In bis zu 0,3% fulminant-letale Verläufe mit Leberausfallskoma. Besonders häufig bei chronischen Lebererkrankungen und bei vorbestehender Hepatitis B und/oder C.

Epidemiologie

Bis etwa 1960 waren 80–90% der Kinder und Jugendlichen infiziert. Derzeit werden jährlich zwischen 1400 und 2000 Erkrankungen gemeldet (hohe Dunkelziffer!); davon stehen gut 25% in engem Zusammenhang mit einer Auslandsreise.

Indikation

- Reisen in Länder mit niedrigem Hygienestandard,
- medizinisches und Pflegepersonal, sofern Kontakt mit menschlichen Ausscheidungen,
- Arbeitende und Bewohner in Gefängnissen, in Heimen und Pflegeeinrichtungen, Kindergärten u.Ä.,
- in lebensmittelverarbeitenden Betrieben, Kantinen usw. Tätige,
- Arbeitende in Kanalisation und Abwasserwirtschaft,
- Patienten mit chronischer Hepatitis B oder C oder anderen Lebererkrankungen, sofern seronegativ für HAV; Risikopatienten (z.B. intravenöser Drogenmissbrauch),
- nur bedingt: nach Exposition für Kontaktpersonen von akut Erkrankten; Riegelungsimpfung bei lokalen Ausbrüchen oder Epidemien.

Pro und Kontra

Pro

- Schutz vor den seltenen schweren Verläufen, die besonders bei vorbestehenden Lebererkrankungen auftreten können. Übertragungsmöglichkeit bei inapparenter Infektion oder Exposition wird ausgeschlossen.
- Unbedingt angezeigt bei Umgang mit potenziell HAV-kontaminiertem Material (Kanalisationsarbeiter, medizinisches sowie Pflege-, Heim- und Laborpersonal mit Kontakt zu Ausscheidungen).

Kontra

- Hepatitis A verläuft i.A. gutartig.
- Wildinfektion hinterlässt lebenslange Immunität.
- Infektionsrisiko unter guten bis sehr guten hygienischen Bedingungen äußerst gering.

Kontraindikation

- **Allgemeine:** ☞ Sonderfälle.
- **Spezielle:** abgelaufene Hepatitis A.

Impfstoff

- **Totimpfstoff** aus standardisiertem inaktiviertem Hepatitis-A-Virus.
  - Kinder ab dem vollendeten 1. Lj.: Havrix® 720 Kinder (GlaxoSmithKline), 0,5 ml à 720 Antigen-Einheiten oder VAQTA K® pro infantibus (Sanofi Pasteur MSD).
  - Erwachsene und Jugendliche ab dem vollendeten 15. Lj.: Havrix® 1440 (GlaxoSmithKline), 1 ml à 1440 Antigen-Einheiten oder VAQTA® (Sanofi Pasteur MSD).
  - Für Kinder ab dem vollendeten 1. Lj. und Erwachsene: HAVpur® (Chiron Vaccines Behring), 0,5 ml mit 500 RIA-Units.
- **Kombination** mit Hepatitis B: Twinrix® und Twinrix® Kinder (GlaxoSmithKline).
- Kombination mit Typhus: Hepatyrix® (GlaxoSmithKline) und VIATIM® (Sanofi Pasteur MSD).

Impfschutz

Schutzbeginn: 2 Wochen nach 1. Impfung.
Schutzdauer: Mindestens 10 Jahre, ein lebenslang anhaltender Schutz wird diskutiert.
Erfolgsquote: ca. 80–90%.

Grundimmunisierung und Auffrischung

Impfung i.m., in Ausnahmefällen auch s.c. möglich (Antikoagulationsbehandlung, Blutungsneigung).

Grundimmunisierung

Monat 0 und nach 6–18 Monaten. Abstände zu anderen Impfungen nicht erforderlich

Auffrischung

Alle 10 Jahre empfohlen.

Impfreaktionen

Selten lokale Reizung, subfebrile Temperaturen, Abgeschlagenheit, Gliederschmerzen.

Komplikationen

- **Allgemeine** ☞ Impfreaktionen und Impfkomplikationen.
- **Spezielle:** Sehr selten wurden das Guillain-Barré-Syndrom und eine idiopatische thrombozytopenische Purpura im zeitlichen Zusammenhang mit der Impfung beschrieben.

Tipps und Fehlerquellen

- Unmittelbar postexpositionelle Impfung mit dem Aktiv-Impfstoff hat noch protektive Wirkung.
- Bei Personen über 40 Jahren Immunstatus im Zweifelsfall serologisch überprüfen (anti-HAV-IgG).
- Eine Impfung bei bestehender Immunität (bereits durchgemachte Infektion) ist unbedenklich.
- Erkrankungs- und Todesfall meldepflichtig.

Hepatitis A (passive Immunisierung)

Steckbrief der Erkrankung

Siehe Hepatitis A (aktive Immunisierung).

Indikation

Reisende in Länder mit niedrigem Hygienestandard, wenn für die aktive Immunisierung keine Zeit bleibt oder nur ein vorübergehender Schutz gewünscht wird.

Pro und Kontra

Pro
- Vorbeugung bei unmittelbar bevorstehender Reise, wenn weniger als 2 Wochen zur Verfügung stehen.
- Riegelungsimpfung bei Epidemien, Überträgerstatus bei inapparenter Infektion oder Exposition wird minimiert.

Kontra
- Kurz anhaltende Schutzdauer.
- Große Impfdosis (5 ml und mehr).
- Anaphylaktische Reaktionen möglich.

Kontraindikation

Allgemeine: ☞ Sonderfälle.
Spezielle: Da i.m. Injektion notwendig, nicht möglich bei Antikoagulation oder schweren Gerinnungsstörungen

Impfstoff

Erwachsene und Kinder: polyvalentes Immunglobulin, z.B. Beriglobin® (ZLB Behring).

Impfschutz

Schutzbeginn: sofort.
Schutzdauer: maximal 3 Monate.
Erfolgsquote: ca. 60%.

Grundimmunisierung und Auffrischung

Grundimmunisierung
Immer i.m.-Injektion, Dosis an Körpergewicht angepasst (0,02 ml/kg KG, s. Produktinformation).

Auffrischung
Entfällt; bei Bedarf wiederholen (z. B. alle 3 Monate bei länger dauerndem Aufenthalt, besser jedoch gleichzeitige aktive HAV-Impfung).

Impfreaktionen
Lokale Reizung an Injektionsstelle. Selten anaphylaktische Reaktion auf Impfstoff.

Komplikationen
- **Allgemeine:** ☞ Impfreaktionen und Impfkomplikationen.
- **Spezielle:** keine bekannt.

Nicht möglich bei Antikoagulation oder schweren Gerinnungsstörungen.

Steckbrief der Erkrankung

Erreger ist das HBV-Virus, ein leberspezifisches DNA-Virus. Außer einigen Affen ist der Mensch das einzige Erregerreservoir. Virusübertragung durch Blut oder Körpersekrete (Speichel, Vaginalsekret, Sperma, Urin, Muttermilch). Im medizinischen Bereich sind Blut, Blutprodukte, nicht ausreichend sterilisierte Geräte, in der Alternativmedizin auch Akupunkturnadeln oder Ozonisierungsgeräte von Bedeutung. Die Kontagiosität ist sehr hoch ($< 0,01\ \mu l$ Blut!). Inkubationszeit 30–180 Tage, meist 1–3 Monate. In ca. 60% der Fälle ist der Verlauf anikterisch und subklinisch. Ansonsten uncharakteristische Prodromi, dann Appetitlosigkeit, Übelkeit, Erbrechen, Müdigkeit. Mit Einsetzen des Ikterus Stuhlentfärbung und dunkler Urin, Juckreiz eventuell Exanthem. Leber groß und druckschmerzhaft.

Krankheitskomplikationen:

- **Fulminante Hepatitis** bis zum tödlichen Leberversagen ($< 0,1\%$ der Fälle, bei Säuglingen häufiger).
- **Chronisch persistierende Hepatitis:** relativ gutartig verlaufende chronische Infektion. Von den Virusträgern geht ein hohes Infektionsrisiko aus! Insgesamt sind ca. 0,7% der deutschen Bevölkerung betroffen und bleiben somit infektiös. Die Entwicklung einer chronisch persistierenden Hepatitis B ist abhängig vom Infektionszeitpunkt und verringert sich mit zunehmendem Lebensalter:
  - Neugeborene: 90%,
  - Säuglinge: 60–80%,
  - Kleinkinder: 30–40%,
  - Erwachsene: 5–10%.
- **Chronisch aggressive Hepatitis:** fortschreitende vernarbende Leberentzündung mit Übergang in Zirrhose.
- **Leberzellkarzinom:** Spätfolge! Primäres Karzinom der Leber ist meist Folge einer früheren Hepatitis-B-Infektion!

Epidemiologie

- Ca. 50 000 Neuerkrankungen/Jahr, zwei Drittel davon außerhalb der „Risikogruppen" und 10% vor dem 16. Lj.
- Impfschutz bei Einschulung ca. 83,6% (2004).

Indikation

- Alle Kinder (Routineimpfung, siehe Impfplan) und Jugendlichen bis zum 18. Lebensjahr,
- Indikationsimpfung für gefährdete Personen (medizinisches Personal, Heimunterbringung, Dialyse, Risikogruppen, Reisende),
- alle Patienten mit chronischen Lebererkrankungen.
- Eine Impfung aller Bevölkerungsteile sollte angestrebt werden.
- Postexpositionell (Simultanimpfung) ist die Impfung indiziert u.a. bei Neugeborenen HBsAg-positiver Mütter (dann unmittelbar nach Geburt und nicht erst nach Plan), nach Verletzungen mit Kontaminationsgefahr, auch nach Bissverletzungen in Kindergarten oder Schule.

Pro und Kontra

Keine ernsthaften Gegenargumente.

Kontraindikationen

- **Allgemeine:** ☞ Sonderfälle.
- **Spezielle:** keine, auch in Schwangerschaft und Stillzeit möglich.

Impfstoff

- **Gentechnologisch hergestelltes Oberflächenantigen des Hepatitis-B-Virus**:
  - Engerix B®/Engerix B-Kinder® (20/10 μg; GlaxoSmithKline),
  - HBVAXPRO® 5 μg für Kinder und Heranwachsende (bis 15. Lj.), HBVAXPRO® 10 μg für Erwachsene (ab 16. Lj.), HBVAXPRO® 40 μg für Dialyse (AventisPasteurMSD).

- **Kombinationsimpfstoffe:**
  - mit Hepatitis A: Twinrix® Erwachsene und Twinrix® Kinder (GlaxoSmithKline),
  - DTPa-HiB-HepB-IPV: Infanrix hexa® (GlaxoSmith-Kline).

Alle Impfstoffe zur i.m. Injektion, in Ausnahmefällen (Hämophilie, Antikoagulationstherapie) ist eine s.c. Gabe oder sogar i.c. Injektion des Impfstoffs möglich (dann 10% der normalen Impfdosis und Titerkontrollen). Impfstoffe können innerhalb einer Impfserie ausgetauscht werden. Eine höhere Impfdosis scheint bei Säuglingen und Kinder zu höheren/längerandauernden Titeranstiegen zu führen.

Impfschutz

Schutzbeginn: Ca. 4 Wochen nach abgeschlossener Grundimmunisierung (bei Risikopatienten und beruflich Exponierten sollte die Titerbestimmung erfolgen: Serumtiter sollte über 10 IE/l Anti-HBs liegen).

Schutzdauer: Individuell unterschiedlich (meist über 3 Jahre).

Erfolgsquote: Bei immunologisch gesunden Personen nahezu 100%. Dialysepatienten und andere immunologisch beeinträchtigte Personen reagieren schlechter (immer Titerkontrolle!).

Grundimmunisierung und Auffrischung

Grundimmunisierung

- Kinder im Rahmen des Impfplans: 4-mal je 1 Impfdosis 6fach-Impfstoff i.m.; Beginn ab 2. Lebensmonat.
- Erwachsene: 3-mal je 1 Impfdosis i.m.; Monate 0 und 1 und 6. Sehr selten ist keine Serokonversion zu erreichen.
- Bei schnell gewünschtem Impfschutz z.B. vor Reisen Monate 0 und 1 und 2, dann Auffrischung nach 12 Monaten. Zwischen zwei Injektionen sollte ein Abstand von 4 Wochen nicht unterschritten werden.

Auffrischung

Eine Auffrischungsimpfung wird (bei fortbestehendem Risiko) alle 10 Jahre empfohlen.

Titerkontrolle

Nur bei beruflich Exponierten, sowie HIV-Pat., Dialyse-Pat.:
< 100 IE/l → sofortige Auffrischung,
> 100 IE/l → Auffrischung nach 10 Jahren.

Passive Immunisierung

Spezifische Immunglobuline z.B. Hepatect® (Biotest) 5–10 IE/kg zur i.v. Gabe; Hepatitis-B-Immunglobulin® (ZLB Behring) 10–20 IE/kg zur i.m. Gabe (Neugeborene 200 IE).
Indikation: Neugeborene infektiöser Mütter, nach akzidenteller Inokulation von infektiösem Material (z.B. Fixerspritze), Verletzung von seronegativem medizinischem Personal nach Kontakt, Dialysepatienten ohne ausreichenden aktiven Impfschutz.
Gute Schutzwirkung, wenn Applikation sofort nach Geburt bzw. nach Exposition. Immer gleichzeitig aktive Immunisierung beginnen.
☞ Verhalten bei Nadelstichverletzung ☞ hintere Umschlagseite.

Sonstige Schutzmaßnahmen

· Zuverlässige Hygienemaßnahmen in Praxis und Klinik,
· kein Recapping gebrauchter Kanülen, sondern Abwurf in stichsichere Behälter,
· Kondome verwenden,
· keine i.v. Drogen,
· kein Sextourismus.

Impfreaktionen

Allgemeinsymptome wie Kopfschmerzen, leichtes Fieber sowie Lokalsymptome an der Injektionsstelle sind häufig.

Komplikationen

- Gelenkschwellungen 7–10 Tage nach Impfung bei weniger als 1%, abzugrenzen von anderen Ursachen. Meist spontan sistierend, ggf. Schmerzmittelgabe.
- Neurologische Reaktionen (Guillain-Barré-Syndrom ☞ Impfreaktionen und Impfkomplikationen) sind allenfalls unspezifisch bedingt und nicht sicher zuzuordnen.
- Ein Transaminasenanstieg ist meist anderweitig bedingt und bisher durch die Impfung nicht sicher nachgewiesen.
- Ein Leberzellkarzinom tritt durch die Impfung nicht auf!
- Auch durch die früheren aus Spenderblut gewonnenen Impfstoffe ist kein einziger Fall einer Übertragung von HBV, HIV oder anderen Infektionen nachgewiesen.
- Ein Zusammenhang mit Sehstörungen (Optikusneuritis) wurde diskutiert. Aufgrund bisheriger Daten handelt es sich eher um ein zufälliges Zusammentreffen bzw. Symptom einer später manifesten MS.

Tipps und Fehlerquellen

- Durch die Impfung werden nur Anti-HBs-Antikörper induziert. Treten Anti-HBc-Antikörper auf, hat vor oder trotz der Impfung eine echte HBV-Infektion stattgefunden!
- Injektionsort: Die erreichten Titer sind am höchsten bei Injektion in den M. deltoideus, bei Säuglingen/Kleinkindern alternativ in den lateralen Oberschenkel.
- Frühgeborene entwickeln einen schlechteren Impfschutz als Reifgeborene, wenn sie unmittelbar nach der Geburt geimpft werden.
- Die Kombination Hepatitis A/Hepatitis B ist zwar bei Kindern ab 1 Jahr möglich, aber nicht generell empfohlen, da der „normale" Impfplan Vorrang hat. Kombination daher nur bei Nachimpfung/Erstimpfung älterer Kinder bevorzugt einsetzen.

HiB (Haemophilus influenzae Typ B)

Steckbrief der Erkrankung

Haemophilus influenzae des Kapseltyps B (HiB) ist häufig anzutreffen bei Infekten der oberen Atemwege.

Invasive HiB-Erkrankung bei 0,2% aller Kinder unter 6 Jahren:

- Epiglottitis (hohes Fieber, stridoröse Atmung, Speichelfluss), Mortalität hoch durch Atemstillstand.
- Meningitis: sehr oft mit Defektheilung (Taubheit, psychomotorische Behinderung, Hydrozephalus); HiB bei Kleinkindern häufiger Meningitiserreger!

Epidemiologie

- Vor Einführung der Impfung ca. 1/500 invasive HiB-Erkrankungen in den ersten 5 Lebensjahren, inzwischen nur noch Einzelfälle.
- Impfschutz (Durchimpfungsgrad) bei Einschulung 92% (2004).

Indikation

- Alle Säuglinge bzw. Kleinkinder lt. STIKO-Empfehlung.
- Bei funktioneller oder anatomischer Asplenie, nach Hochdosis-Chemotherapie und Stammzelltransplantation kann die Impfung indiziert sein (s.u.)

Pro und Kontra

Pro

Seit Einführung der Impfung nur noch vereinzelt invasive HiB-Erkrankungen.

Kontra

Keine ernsthaften Gegenargumente.

Kontraindikationen

- **Allgemeine:** Akute oder chronische Infektionen (auch Inkubationszeit und Rekonvaleszenz).
- **Spezielle:** keine.

Impfstoff

Es werden ausschließlich Konjugatimpfstoffe zur i.m. Injektion mit verschiedenen Antigenen und daran gebundener Kapselsubstanz des HiB-Erregers (Polyribitolphosphat, PrP) verwendet.
- **Einzelimpfstoff:**
  - Nicht mehr einzeln erhältlich: Tetanus-Konjugat (PRP-T), enthalten in den u. a. Kombinationsimpfstoffen.
- **Kombinationsimpfstoffe zur Erstimmunisierung im Säuglings-/Kleinkindalter:**
  - DTPa-HepB-IPV-HiB: Hexavac® (Aventis Pasteur MSD), Infanrix hexa® (GlaxoSmithKline),
  - DTPa-IPV-HiB: Infanrix®-IPV+Hib (GlaxoSmithKline), Pentavac® (AventisPasteurMSD).

Impfschutz

Schutzbeginn: Schutzbeginn frühestens 4 Wochen nach der ersten Impfung. Schutz im 1. Lebensjahr geringer und weniger belastbar, jedoch von Impfung zu Impfung zunehmend. Nach Auffrischung für einige Tage geringerer Schutz!
Schutzdauer: Nach vollständiger Immunisierung (gewünschter AK-Titer: $> 1{,}0\ \mu g/ml$) reicht der Schutz für das gesamte Kleinkindesalter (danach nicht mehr nötig, da kaum Erkrankungen nach dem 6. Lebensjahr!).
Erfolgsquote: Über 95% bezüglich invasiver HiB-Infektionen.

Grundimmunisierung und Auffrischung

Grundimmunisierung
- Lt. Impfplan im 2., 3. und 4. sowie 11. bis 14. Lebensmonat insgesamt 4 Injektionen i.m., kombiniert mit Tetanus, Diphtherie, Pertussis, IPV, Hepatitis B.
- Bei **Erstimpfung nach dem 1. Lebensjahr** nur eine einzige Dosis nötig (wesentlich intensivere Immunantwort).
- Ab 6. bis 8. Lebensjahr bei immunologisch gesunden Kindern keine Impfung mehr nötig.

- Abstände zu anderen Impfungen ☞ Impfabstände und -kombinationen.

Auffrischung

Bei vollständiger Grundimmunisierung sind keine weiteren Auffrischungen notwendig und vorgesehen.

Sonstige Schutzmaßnahmen

Passive Immunisierung nicht möglich. Umgebungsprophylaxe bei invasiver HiB-Erkrankung: In Familien mit mindestens einem Kind < 5 Jahren erhalten Indexpatient und Familienmitglieder (ggf. auch enge Kontaktpersonen) Rifampicin 20 mg/kg/d in einer Dosis für 4 Tage (Maximaldosis 600 mg, Säuglinge im 1. Lebensmonat 10 mg/kg Rimactan® Sirup.

☉ **Cave:** Rifampicin ist teratogen!

Impfreaktionen

Lokale Schwellungen (< 10%), sehr selten Allgemeinsymptome wie Unruhe, Unwohlsein, passagere Exantheme. Da meistens Kombinationsimpfstoffe verwendet werden, ist eine Zuordnung zur HiB-Komponente kaum möglich.

Komplikationen

- **Allgemeine:** ☞ Impfreaktionen und Impfkomplikationen.
- **Spezifische** schwere Komplikationen sind nicht bekannt.
Die zeitweilig vermutete Zusammenhang mit der Zunahme des kindlichen Diabetes mellitus (Typ 1) in Zusammenhang mit der HiB-Impfung konnte nicht bestätigt werden.

☉ **Cave:** Eine s.c. Fehlinjektion führt zu verstärkten Lokalreaktionen, eine i.v. Fehlinjektion kann Schock auslösen.

Tipps und Fehlerquellen

- Eine invasive HiB-Erkrankung (z.B. Meningitis) hinterlässt vor Ende des 2. Lebensjahres keine sichere Immunität, daher trotzdem Impfung nötig, mit einem zeitlichen Abstand von 4–8 Wochen.
- Ein erhöhtes Risiko für HiB-Erkrankungen besteht bei IgG_2-Mangel, Asplenie, Hämoglobinopathien, Komplementdefekten, Down-Syndrom, nephrotischem Syndrom und malignen Erkrankungen. Patienten mit Immundefekten sprechen schlechter an, sodass mehrfache Impfungen auch nach dem 6. Lebensjahr (z.B. alle 5–10 Jahre) bzw. Titerkontrollen ratsam sind.

Influenza

Steckbrief der Erkrankung

Durch *Influenzaviren* der Gruppen A, B und C *(Orthomyxoviridae)* hervorgerufene akute Atemwegserkrankung mit nahezu jährlich auftretenden regionalen Ausbrüchen (Epidemien). Höhepunkte der Epidemien in den Monaten Dezember bis Februar. Akuter Beginn mit oft hohem Fieber, Muskelschmerzen, Kopfschmerzen und ausgeprägtem Schwächegefühl. In Abständen von 10–15 Jahren treten nahezu weltumspannende Infektionswellen (Pandemien) mit hoher Morbidität und Mortalität auf. Epidemien und Pandemien führen zu hoher, volkswirtschaftlich bedeutsamer Morbidität. Lebensbedrohlich sind Influenza-Infektionen für chronisch Kranke und Patienten mit reduzierter Immunität. Bei ihnen sind Komplikationen besonders häufig (primäre virale Pneumonie, sekundäre bakterielle Superinfektionen). Indikationsimpfung zur Infektionsprophylaxe von Influenza A und B. Ziel: Infektionsvermeidung oder Mitigierung des Krankheitsverlaufs. Vogelgrippe s. S. 45.

Epidemiologie

Weltweit vorkommend. Die Antigenzusammensetzung der Influenzaviren Gruppe A und B ist hochvariabel aufgrund ihrer hohen Mutationsfrequenz und der Eigenschaft dieser Viren, ihre Oberflächenproteine ständig zu verändern („Antigen-Drift"). Influenza-A-Viren neigen zudem bei Doppel- (und Mehrfach-)Infektionen zu einem Austausch der verschiedenen Antigenarten unter den verschiedenen Viren in befallenen Personen („Antigen-Shift", verantwortlich für das Entstehen neuer humanpathogener Virustypen z. B. aus aviären Viren). Diese ständige Veränderung führt zu lokalen oder regionalen Epidemien („Antigen-Drift") bzw. zum Auftreten neuer Virustypen und den damit verbundenen Pandemien („Antigen-Shift").
Diese ständige Variabilität macht es notwendig, die Antigen-Zusammensetzung des Influenza-Impfstoffs jährlich anzu-

passen. Dabei ist jedoch die Übereinstimmung der erwarteten Influenza-Antigene mit den tatsächlich auftretenden Viren nicht garantiert.

Die Morbidität selbst in einer Saison „normaler" Influenza-Aktivität wird auf bundesweit 2–3 Mio. zusätzlicher Arztkonsultationen geschätzt, die influenzabedingten Krankenhauseinweisungen auf ca. 30 000–40 000. Besonders komplikationsgefährdet sind Säuglinge und Kleinkinder, Personen mit chronischen Erkrankungen, eingeschränkter Immunabwehr und die über 60-Jährigen mit einer zusätzlichen influenzabedingten Mortalität von mindestens 5000–8000 pro Saison.

Indikation

Nach den Empfehlungen der STIKO:
- **Standardimpfung** für alle Personen über 60 Jahre.
- **Indikationsimpfung** für Risikopatienten und besonders Exponierte:
  - Personen aller Altersgruppen mit erhöhter Gefährdung infolge eines Grundleidens (z.B. chronisch obstruktive Lungenerkrankung, Asthma bronchiale, chronische Herz-Kreislauf-Erkrankungen, Diabetes mellitus, Immunsuppression, Steroidmedikation [> 2 mg/d Prednisolon-Äquivalent]),
  - Personal in medizinischen, pflegenden und beschützenden Einrichtungen,
  - Menschen mit besonderer Exposition: viel Kundenkontakt (z.B. Verkäufer, Bankangestellte im Schalterbetrieb, Polizisten usw.),
  - wenn aufgrund epidemiologischer Daten eine erhebliche Influenza-Epidemie oder -Endemie droht und der verfügbare Impfstoff die zu erwartende Antigenvariante enthält.

Zusätzlich kann die Impfung für besonders gefährdete Schwangere im 2. und 3. Trimenon erwogen werden. Schädigungen durch die Influenza-Impfung sind nicht bekannt, gezielte Untersuchungen liegen aber nicht vor.

Pro und Kontra

Pro

Morbidität und Letalität der Influenza A und B bei Risikopatienten sehr hoch; auch kleine Epidemien in Heimen oder Krankenhäusern können verheerende Wirkung haben. Aufgrund multipler Kreuzantigene

Kontra

Leichte grippeartige Symptome nach Impfung sind häufig; Patienten haben das Gefühl, „erst krank geworden" zu sein. Aufgrund der Adaptationsfreudigkeit der Influenzaviren ist eine Erkrankung trotz Impfung nicht selten. Treffen die Voraussagen über die zu erwartenden Virustypen nicht zu, entsprechen die Impfantigene nicht den aktuellen Erregern und die Impfung war retrospektiv ineffizient.

Kontraindikationen

- **Allgemeine:** ☞ Sonderfälle.
- **Spezielle:** nachgewiesene, klinisch relevante Hühnereiweißallergie, Allergien gegen Thiomersal. Timerfonat, Neomycin, Polymycin, Gentamycin (bei der Impfstoffherstellung verwendet).

Impfstoff

Totimpfstoff aus polyvalenten Influenzaviren-Spaltprodukten. Aufgrund der Variabilität der Viren neue Kombination für jede Grippesaison.

Begrivac® (Chiron Behring): 0,5 ml, Grippeimpfstoff Hexal, Grippeimpfstoff ratiopharm, Grippeimpfstoff Stada, Infectovac Flu® (Infectopharm), Influsplit® SSW (SSW Dresden, Smith Kline Beecham), Influvac® (Solvay Arzneimittel), Mutagrip® (Pasteur Mérieux MSD).

Fluad® (adjuvantierter Grippeimpfstoff, Chiron Behring).

→ s. S. 115 ff.

Impfschutz

Schutzbeginn: 2 Wochen nach Impfung wird der maximale Antikörpertiter erreicht.
Schutzdauer: 6–9 Monate.
Erfolgsquote: 60–80%.

Grundimmunisierung und Auffrischung

Grundimmunisierung

- Erwachsene: einmalige Impfung 0,5 ml i.m., möglichst früh-zeitig zu Beginn der Grippesaison (September/Oktober); spätere Durchführung aber noch durchaus sinnvoll.
- Kinder ab 6 Monate bis 3 Jahre: 2-malige Impfung in min-destens 4 Wochen Abstand mit jeweils halber Dosis (0,25 ml) i.m. (Impfempfehlung variiert bei den einzelnen Impfstoffen, vgl. Fachinformation!).
- In Ausnahmefällen (Marcumar®-Behandlung, Blutungs-neigung) auch tief s.c.
- Abstand zu anderen Impfungen: ☞ Impfabstände und -kombinationen.

Auffrischung

Wegen der Variabilität des erforderlichen Impfstoffs jährliche Wiederholung mit dem jeweils aktuellen Impfstoff. Alte Impfstoffreste aus den Beständen entfernen (Verwechslungs-gefahr).

Impfreaktionen

- Geringe lokale Reizung, leichtes grippeartiges Syndrom 3–5 Tage nach Impfung.
- Wird in einen beginnenden Infekt hinein geimpft, kommt es oft zu einem schwereren, aber nie bedrohlichen Verlauf.

Komplikationen

Keine bekannt.

Tipps und Fehlerquellen
- Gründliche Untersuchung vor Impfung. Bei Hinweisen auf beginnenden Infekt, Impfung um 1–2 Wochen verschieben.
- Direkter Erregernachweis (Nasenabstrich) nach IfSG meldepflichtig (Meldung erfolgt durch das Labor).
- Bei angeborener oder erworbener Immunschwäche kann der Impferfolg beeinträchtigt werden.

Aviare Influenza („Vogelgrippe"):
H5N1-Virus, einzelne Infektionen von Tier zu Mensch, hohe Mortalität; kein Schutz durch die normale Influenza-Impfung zu erwarten.
Aktuelle Informationen:
www.rki.de > Infektionskrankheiten A–Z > aviare Influenza und www.fli.de (Bundesforschungsinstitut für Tiergesundheit).

Steckbrief der Erkrankung

Durch Stechmücken der Gattung *Culex* übertragene akute Flavivirus-Infektion mit einer Inkubationszeit von 5–15 Tagen. Verläuft in über 95% inapparent, in ca. 0,5% enzephalitische Symptomatik, davon 30% tödlich. Keine kausale Therapie möglich.
Wichtigste Differentialdiagnose: zerebrale Malaria.
Diagnosesicherung am ehesten durch Liquorpunktion.
Verbreitung: Sibirien, Süd-, Südost- und Ostasien.

Epidemiologie

Jährlich werden der WHO etwa 50 000 Fälle gemeldet. Aufgrund der hohen Rate milder oder asymptomatischer Infektionen ist die JE als reiseassoziierte Erkrankung jedoch außerordentlich selten (1 Fall auf 1 Mio. Auslandsreisen).

Indikation

Reisende in ländliche Gebiete (v. a. Reisanbaugebiete) der betroffenen Länder mit einer Aufenthaltsdauer von mehr als 1 Monat (Abenteuerreisende, Entwicklungshelfer), v. a. in der Regenzeit. Bei kürzerem Aufenthalt sind Aufwand und Risiko der Impfung (lokale Reaktionen) aufgrund der geringen Erkrankungswahrscheinlichkeit nicht indiziert.

Pro und Kontra

Pro

In vielen Gebieten mit ausgedehnter Wasserwirtschaft (Reisanbau) sind nahezu 100% der Stechmücken Überträger des Virus. Längerer Aufenthalt führt auch bei sorgfältiger nichtmedikamentöser Prophylaxe (Repellentien, Kleidung, Moskitonetze) mit Sicherheit zur Infektion. Damit steigt das Risiko eines (bei nur kurzer Exposition unwahrscheinlichen) enzephalitischen Verlaufs. Aufenthalt in Gegenden mit schlechter medizinischer Infrastruktur stellt eine zusätzliche Indikation dar.

Kontra

- Bei nur relativ kurzem Aufenthalt ist die Wahrscheinlichkeit einer Infektion zwar auch hoch, die einer bedrohlichen Erkrankung jedoch sehr gering.
- Häufige leichte bis mäßige Impfreaktionen, selten auch heftigere systemische Begleitreaktionen.

Kontraindikation

- **Allgemeine:** ☞ Sonderfälle.
- **Spezielle:** Schwangerschaft.

Impfstoff

Totimpfstoff aus abgetöteten JE-Viren, gezüchtet auf Mäusehirnsuspension. In Deutschland nicht zugelassen, Bezug über Internationale Apotheke (z. B. Fa. Biken, Japan).

Impfschutz

Schutzbeginn: 10–14 Tage nach 2. Impfung.
Schutzdauer: 2–4 Jahre.
Erfolgsquote: ca. 90%.

Grundimmunisierung und Auffrischung

Grundimmunisierung

3-malige Impfung je 0,5 ml s.c. an den Tagen 0, 7 und 28. Kinder unter 3 Jahren: Dosis halbieren. Impfung für Kinder unter 6 Monaten nicht sinnvoll, da mangelnde Immunantwort.
Keine Abstände zu anderen Impfungen erforderlich.

Auffrischung

0,5 ml s.c. alle 2–4 Jahre.

Impfreaktionen

Häufig lokale Reizungen, subfebrile Temperaturen, Myalgien, Abgeschlagenheit.

Komplikationen

- **Allgemeine:** ☞ Impfreaktionen und Impfkomplikationen.
- **Spezielle:** keine bekannt.

Tipps und Fehlerquellen

- Verbreitung der JE stark regional begrenzt. Vor Impfung möglichst genaue Kenntnis des Reiseziels und der Reiseroute.
- Impfstoff muss immer importiert werden, mehrere asiatische Hersteller.
- Wegen des erforderlichen Zeitaufwands frühzeitige Planung erforderlich.
- Patient auf fehlende Zulassung in Deutschland hinweisen (s. S. 169).
- Verdacht, Erkrankung und Todesfall sind meldepflichtig.

Masern

Steckbrief der Erkrankung

Erreger ist das *Masernvirus*. Einziger Wirt ist der Mensch. Die Verbreitung erfolgt aerogen durch Tröpfcheninfektion. Inkubationszeit: 11 Tage, bis Exanthemausbruch 14 Tage. Infektiosität ab 5. Inkubationstag bis zum Abblassen des Exanthems. Prodromalstadium mit Fieber, Rhinitis, Konjunktivitis, Koplik-Flecken der Wangenschleimhaut. Am 3. bis 4. Krankheitstag im Gesicht beginnendes, sich nach distal ausbreitendes Exanthem über fast 1 Woche.

Krankheitskomplikationen:

- Masernkrupp (1%), relativ ungefährlich.
- Otitis (1%), häufig mit Perforation.
- Pneumonie (ca. 1%, bei Mangelernährung > 10%): interstitielle Pneumonie evtl. mit bakterieller Superinfektion. Häufigste Todesursache bei akuter Erkrankung.
- Enzephalitis (0,1%): mit Krampfanfällen, Koma, häufig Dauerfolgen. EEG-Veränderungen auch bei > 10% „unkomplizierter" Masern!
- SSPE (subakute sklerosierende Panenzephalitis, Häufigkeit ca. 1 : 20 000): Slow-Virus-Erkrankung, klinisch manifest erst mehrere (3–7) Jahre nach Auftreten der akuten Masern, immer zum Tode führend. Risiko höher bei Infektion im 1. (und 2.) Lebensjahr.
- Aktivierung einer Tuberkulose.

Die WHO strebt das Ziel an, die Masern bis zum Jahre 2010 auszurotten. In Entwicklungsländern sterben noch immer knapp 1 Mio. Kinder/Jahr an Masern. Nordamerika ist masernfrei. Südamerika weitgehend.

Epidemiologie

- Zurzeit deutlich rückläufige Erkrankungszahlen (2002 ca. 4700, 2003 ca. 800, 2004 ca. 120, 2005 ca. 750 jeweils per Meldepflicht erfasste Fälle), allerdings immer wieder lokale Epidemien und Ausbrüche.

- Impfschutz bei Einschulung: ca. 93,3% (1. Impfung; 2004) bzw. 68,7% (2. Impfung; 2004), mit regionalen Abweichungen nach oben und unten (ca. 70–95%), bei Erwachsenen (18–20 J.) 40%.
- Durch den zunehmenden Anteil geimpfter Mütter verkürzt sich der Nestschutz um ca. 3 Monate, sodass die Empfehlung für den Beginn der Impfung entsprechend vorgezogen wurde (jetzt 11. bis 14. Monat).

Indikation

Alle Kinder sowie nicht geimpfte Erwachsene, die keine sichere Erkrankungsanamnese haben.

Pro und Kontra

Pro
- Ausrottung der Masern,
- Vorbeugung vor Komplikationen.

Kontra
Ernstzunehmende Gegenargumente gibt es nicht, auch wenn von vielen Alternativmedizinern behauptet wird, dass die Masern zur geistigen und körperlichen Entwicklung notwendig seien. Dies wurde niemals bewiesen.

Kontraindikationen

- Immundefekte, Immunsuppression.
- Prinzipiell nicht während der Schwangerschaft, auch wenn keine Komplikationen bekannt sind.
- Während einer aktiven oder ungeklärten Tuberkulose sollte nicht geimpft werden.

Impfstoff

Auf Hühnerfibroblasten-Kulturen gezüchtete Masernviren verschiedener Stämme.
- Masern-Impfstoff Mérieux® (Aventis Pasteur Mérieux).
- Meist werden Kombinationsimpfstoffe (Masern-Mumps-Röteln, zusätzlich Varizellen in Vorbereitung) verwendet.
  ☞ Impfabstände und -kombinationen.

Impfschutz

Schutzbeginn: Beginn der Immunität ca. 1 Woche nach Impfung.

Schutzdauer: Bei einmaliger Impfung Schutz über mindestens 10–15 Jahre, nach 2-maliger Immunisierung nach bisherigen Erkenntnissen lebenslanger Schutz wie nach natürlicher Infektion.

Erfolgsquote: bei einmaliger Immunisierung 95–98%, bei Wiederholung nahezu 100%.

Grundimmunisierung und Auffrischung

Grundimmunisierung

Impfung entsprechend STIKO-Empfehlung:

- 1. Impfung im 11. bis 14. Lebensmonat 0,5 ml i.m. oder s.c.,
- 2. Impfung im 15. bis 23. Lebensmonat; Mindestabstand 4 Wochen.
  Es sollen Kombinationsimpfstoffe (MMR) verwendet werden, bei späterer Verfügbarkeit auch MMRV.
- Bei ungeimpften Jugendlichen und Erwachsenen: 2-mal im Abstand von 4 Wochen.

Passive Immunisierung

Indiziert bei nichtimmunen chronisch kranken und abwehrgeschwächten Kindern sowie jungen Säuglingen bei Masernkontakt, mit Standard-Immunglobulin 0,25 mg/kg i.m. oder 1 ml/kg i.v.

Innerhalb von 2–3 Tagen nach Kontakt gute Schutzwirkung. Bei späterer Gabe (bis zum 6. Tag) Abschwächung der Erkrankung möglich.

⏱ **Cave:** Aktive Immunisierung frühestens 3 Monate nach Immunglobulin-Gabe.

Impfreaktionen

Bei 5–15% der Impfungen werden nach ca. 1 Woche „Impf-masern" über 1–2 Tage beobachtet (gering ausgeprägtes morbilliformes Exanthem), mit leichtem Krankheitsgefühl und Fieber. Treten fieberhafte Symptome in den ersten 5 Tagen auf, sind sie mit Sicherheit durch andere Infekte bedingt.

Wie bei den natürlichen Masern kann auch die Impfung zu einer vorübergehenden (aber leichteren) Reduktion der zellulären Immunität führen. Ein sonst positiver Tuberkulintest kann für 1–2 Monate schwächer oder negativ ausfallen.

Komplikationen

* Schockreaktionen unmittelbar nach der Impfung können vorkommen, meist durch versehentliche i.v. Infektion.
* Krampfanfälle („Fieberkrampf") im Rahmen der „Impf-masern" bei < 0,1% der Impfungen.
* Thrombozytopenie (1 : 30 000 bis 1 : 50 000): petechiale Blutungen, praktisch nie gefährliche Hämorrhagien (differentialdiagnostische Abklärung!).
* Bei Steroidtherapie Kontrolle des Impferfolgs.
* Enzephalitis: bisher einige Verdachtsfälle, die nicht eindeutig zugeordnet werden konnten (< 1 : 1 Mio.).
* Bezüglich Hühnereiweißallergie ☞ Sonderfälle.
* Eine SSPE kann nicht durch die Impfung ausgelöst werden. Die bisher bekannten Fälle von SSPE nach Impfung waren Folge einer vorher abgelaufenen Masernerkrankung. Die SSPE ist in Ländern, in denen Masern ausgerottet wurden, mit ca. 5 Jahren Abstand nach dem vollständigen Durch-impfen der Bevölkerung ebenfalls verschwunden.

Die zeitweilig vermuteten Zusammenhänge zwischen Masern-impfung und Morbus Crohn bzw. Autismus und auch anderen Erkrankungen ließen sich bei sehr intensiver epidemiologischer Überwachung eindeutig ausschließen.

Tipps und Fehlerquellen

- Die früher übliche Inkubationsimpfung (Impfung nach Masernkontakt in den ersten Tagen der Inkubationszeit, um die echte Infektion noch zu „überholen") ist nicht sicher, da der Schutzbeginn einer Masernimpfung (nach ca. 1 Woche) und die Inkubationszeit der echten Masern (11 Tage) zu nahe beieinander liegen. Daher bei Masernkontakt lieber Immunglobulin spritzen, wenn die Krankheit verhindert werden muss. Nach Abklingen der Immunglobulinwirkung (3 Monate) aktiv impfen.
- Eine Masern-Impfung bzw. der dokumentierte Nachweis der Erkrankung (z.B. durch Titerbestimmung) wird bei Personen gefordert, die sich länger als 6 Monate zu Ausbildungs- oder beruflichen Zwecken in den USA aufhalten wollen.
- Eine MMR-Dreifachimpfung ist auch nach eventuell schon durchgemachten Masern möglich und sinnvoll, sie ist nicht gefährlich und preiswerter als eine Titerbestimmung.
- Masern sind nach § 6 Infektionsschutzgesetz bei Verdacht, Erkrankung und Tod namentlich meldepflichtig.

Meningokokken

Steckbrief der Erkrankung

Erreger der durch Tröpfcheninfektion verbreiteten Meningo-kokken-Meningitis ist *Neisseria meningitidis*, im „Meningitis-Gürtel" Afrikas v.a. die Serovare A und C (d.h. alle Länder südlich der Sahara von Mali und Burkina Faso ostwärts bis Südägypten, Sudan, Äthiopien, Somalia und Tansania). Auch in Indien, Nepal und Brasilien abhängig von Jahreszeit und Klima epidemisch auftretend. Bei Kindern fehlen oft die me-ningitistypischen Symptome zugunsten eines akuten, fieber-haft-deliranten Bildes. Letaler Verlauf in 10–30% der Erkran-kungsfälle, 30–50% hinterlassen neurologische Defizite. Die in Mitteleuropa sporadisch oder in Kleinepidemien auftreten-den Meningitisfälle werden hauptsächlich durch Meningo-kokken der Serovare A und B verursacht, allerdings gab es seit 2005 einige sporadische, schwer verlaufende C-Infektionen.

Epidemiologie

Bei Auslandsreisen in gefährdete Gebiete v.a. zu den Hochri-sikozeiten (Januar bis Ende der Trockenzeit im Mai) ver-gleichsweise hohe Infektionsgefahr. Reservoir sind meistens symptomfreie Keimträger. Inzidenz in Hochrisikogebieten ca. 2 Fälle / 100 000 Einwohner, gegen Ende der Trockenzeit auf 10–15/100 000 Einwohner ansteigend. Besonders gefährdet sind Kinder zwischen 6 Monaten und 3 Jahren. Innerhalb Mitteleuropas selten und in Kleinausbrüchen auftretend, meist durch Serovare B (68%), neuerdings zunehmend C (22%) verursacht. Die Letalität ist bei invasiven Infektionen durch Serotyp C besonders hoch. In Deutschland jährlich zwischen 500 und 800 gemeldete Meningitisfälle.

Indikation

- Reisende in Länder mit niedrigem Hygienestandard, insbe-sondere in die Meningitis-Risikogebiete (s.o.),
- beruflich Tätige und ihre Familien in den erwähnten Ge-bieten,

- Pflichtimpfung für Pilger nach Mekka (tetravalente Impfung: Mencevax®),
- Immundefekte (angeboren oder erworben), Z.n. Splenektomie (Schutz v.a. gegen die invasiven Meningokokken-C-Serovare: Meningitec®, Menjugate® und NeisVac C®).

Pro und Kontra

Pro
- Schutz vor Infektion mit den geimpften Serovaren,
- bei Kindern insbesondere Abmilderung des Krankheitsverlaufs und Vermeidung neurologischer Komplikationen.

Kontra
Nur eingeschränkter Schutz.

Kontraindikationen

- **Allgemeine:** ☞ Sonderfälle.
- **Spezielle:** Schwangerschaft, Kinder unter 6 Monaten (Mencevax®) bzw. Säuglinge unter 2 Monaten (Meningitec®, Menjugate®, Neisvac-C®).

Impfstoff

- **Polysaccharid-Spaltimpfstoff:** Mencevax® (GlaxoSmithKline) mit Antigenen der Meningokokken-Serovare A, C, Y, W-135. Kein Schutz gegen die (selteneren) übrigen 5 Serovare.
- **Konjugat-Impfstoffe:** nur gegen Serovar C: Meningitec® (Wyeth), Menjugate® (Chiron Vaccines Behring), NeisVac-C® (Baxter).

Impfschutz

Schutzbeginn: 15 Tage nach Impfung.
Schutzdauer: 3–5 Jahre.
Erfolgsquote: > 90%.

Grundimmunisierung und Auffrischung

Grundimmunisierung
Einmalige Impfung s.c. oder i.m., bei Kindern unter 2 Jahren 3-malige Impfung.

Auffrischung

Alle 3–5 Jahre.

Impfreaktionen

Lokale Reizung, subfebrile Temperaturen, Abgeschlagenheit, Gliederschmerzen.

Komplikationen

- **Allgemeine:** ☞ Impfreaktionen und Impfkomplikationen
- **Spezielle:** Wiederholt wurden meningitisartige Symptome in zeitlichem Zusammenhang mit der Impfung berichtet. In Einzelfällen handelte es sich um zeitgleich auftretende Meningitiden (Impfung während der Inkubationszeit). Krämpfe treten sehr selten auf (möglicherweise Fieberkrämpfe im Rahmen der Impfreaktion). Exanthema multiforme, Stevens-Johnson-Syndrom, Purpura und Petechien ebenfalls sehr selten impfungsassoziiert.

Tipps und Fehlerquellen

- Bei Kindern unter 2 Jahren unsicherer Impferfolg; sicherheitshalber Auffrischungsdosis nach 6–9 Monaten.
- Bei Immundefekten kann eine Titerkontrolle zur Überprüfung des Impferfolgs sinnvoll sein.
- Wenn Impfung aufgrund der Kontraindikationen nicht möglich, Chemoprophylaxe mit Rifampicin empfehlenswert (2×10 mg/kg KG, max. 600 mg Einzeldosis über 2 Tage). Mittel der 2. Wahl bei Vorliegen von Kontraindikationen (Allergie, Schwangerschaft) ist Ceftriaxon i.m. (einmalig 125 mg für Kinder unter 12 Jahren, 250 mg für Erwachsene und Heranwachsende ab 12 Jahren), alternativ Ciprofloxacin 500 mg p.o. als Einmalgabe für Personen über 18 Jahren.
- Verdacht, Erkrankung und Tod sind meldepflichtig.
- In Sachsen ist die Meningokokken-C-Impfung empfohlen; von vielen Krankenkassen freiwillig übernommen.

Steckbrief der Erkrankung

Synonyme Bezeichnungen: Parotitis epidemica, Ziegenpeter, zahlreiche weitere regional verwendete Bezeichnungen.
Erreger sind RNA-Viren (*Paramyxovirus parotitidis*). Einziger Wirt ist der Mensch. Verbreitung durch Tröpfcheninfektion, Inkubationszeit meist 16–18 Tage (möglich sind 12–25 Tage). Infektiosität: 7 Tage vor Beginn der Schwellung für ca. 10 Tage. Die Erkrankung erfolgt ohne wesentliche Prodromi mit zunächst i.d.R. einseitiger Schwellung einer Speicheldrüse (meist Parotis), dann nachfolgend Schwellung anderer Speicheldrüsen.

Krankheitskomplikationen:

- Meningitis bei bis zu 20%, bei fast 50% Zellvermehrung im Liquor.
- Enzephalitis bei 0,1%, mit und ohne Dauerschäden.
- Orchitis: postpubertär bei bis zu 30%, davon ein Drittel mit Hodenatrophie und nachfolgender Sterilität.
- Pankreatitis, Adnexitis, andere Organmanifestationen.

Epidemiologie

- Keine exakten Zahlen bekannt, da keine Meldepflicht, aber rückläufig auf < 1000 Fälle/Jahr.
- Impfschutz bei Einschulung 92,6% (2004), bei jungen Erwachsenen ca. 40%

Indikation

Alle Kinder und nicht geimpfte Jugendliche.

Pro und Kontra

Pro

Verhinderung der schweren Komplikationen, speziell Meningitis im Kindesalter, Sterilität des Mannes in der Pubertät und danach.

Kontra

Ernstzunehmende Gegenargumente gibt es nicht.

Kontraindikationen

- Immundefekte, Immunsuppression.
- Prinzipiell nicht während der Schwangerschaft, auch wenn keine Komplikationen bekannt sind.
- Ein Diabetes mellitus in der Familie stellt keine Kontraindikation dar.

Impfstoff

Auf Hühnerfibroblasten-Kulturen gezüchtete attenuierte Mumpsviren verschiedener Stämme. Nur enthalten in Kombinationsimpfstoffen (Masern-Mumps-Röteln, ☞ Impfabstände und -kombinationen), als Einzelimpfstoff nicht mehr erhältlich.

Impfschutz

Schutzbeginn: ca. 10 Tage nach Impfung.
Schutzdauer: nach Auffrischung wahrscheinlich lebenslang.
Erfolgsquote: bei einmaliger Immunisierung 95–98%, bei Wiederholung nahezu 100%.

Grundimmunisierung und Auffrischung

Grundimmunisierung

Impfung entsprechend STIKO-Empfehlung:
- 1. Impfung im 11. bis 14. Lebensmonat 0,5 ml i.m. oder s.c.
- 2. Impfung im 15. bis 23. Lebensmonat; Mindestabstand 4 Wochen.
  Es sollen Kombinationsimpfstoffe (MMR) verwendet werden, bei späterer Verfügbarkeit auch MMRV.
- Bei ungeimpften Jugendlichen und Erwachsenen: 2-mal im Abstand von 4 Wochen.

Impfreaktionen

- Lokalreaktionen kommen praktisch nicht vor.
- Bei 1–2% der Impfungen in der 2. Woche leichte „Impf-krankheit" mit Fieber, unspezifischen Krankheitsgefühl und Lymphknotenschwellung.

Komplikationen

- Schockreaktionen unmittelbar nach der Impfung können vorkommen, meist durch versehentliche i.v. Injektion.
- „Impfmumps" mit Parotisschwellung bei 0,5% in der 2. Woche nach Impfung (DD: Parotitis anderer Ursache!).
- Krampfanfälle während der „Impfkrankheit", wohl unspe-zifisch durch Fieber ausgelöst.
- Orchitis (ohne nachfolgende Hodenatrophie) bei ca. 1 : 1 Mio., in der 2. Woche, über 2–3 Tage. DD: Hodentor-sion, andere Hodenerkrankungen.
- Meningitis (1 : 10 000 bis 1 : 1 Mio.) bis zu 30 Tage nach Impfung, ohne Dauerfolgen. Enzephalitiden nach Impfung bisher nicht sicher nachgewiesen.
- Zeitweise wurde angenommen, dass ein Diabetes Typ 1 durch die Impfung auszulösen ist. Es handelte sich in die-sen Fällen um ein zufälliges Zusammentreffen. Ein Diabe-tes manifestiert sich in den 4 Wochen nach Mumpsimp-fung nicht häufiger als in der nicht geimpften Vergleichsbevölkerung.

Tipps und Fehlerquellen

Eine Inkubationsimpfung (Impfung nach Infektion, wäh-rend der Inkubationszeit) ist aufgrund der langen Inkuba-tionszeit sinnvoll, d.h., wenn der Kontakt punktuell er-folgt ist und die Impfung innerhalb der ersten 3 Tage nach Kontakt durchgeführt wird.

Pertussis

Steckbrief der Erkrankung

Erreger ist *Bordetella pertussis* (toxinbildendes gramnegatives Stäbchen). Einziger Wirt ist der Mensch. Verbreitung durch Tröpfcheninfektion. Inkubationszeit 5–10 (bis zu 21) Tage. Krankheitsbeginn mit katarrhalischem Stadium (1–2 Wochen), gekennzeichnet durch Rhinitis und leichten Husten, dann konvulsivisches Stadium (2–4 Wochen) mit typischen Krampfhustenanfällen und Erbrechen.

Krankheitskomplikationen:

- Pneumonie, Bronchiolitis, Apnoen (Säuglinge), Enzephalitis, Induktion eines Asthma bronchiale, sehr selten Pneumothorax, Hernien, Zwerchfellruptur.
- 70% der Pertussis-Todesfälle betreffen Säuglinge unter 6 Monaten, die meist von ihren nicht geimpften Geschwistern angesteckt wurden!

Epidemiologie

- Exakte Zahlen gibt es nicht (durch verbesserte Impfraten bei Kindern < 1 : 100 000/Jahr mit lokalen Schwankungen).
- Zunahme der Erkrankung bei Jugendlichen und Erwachsenen mit erheblicher Dunkelziffer wegen atypischen Verlaufs. Zweiterkrankungen wegen nachlassender Immunität nach ca. 20 Jahren möglich.
- Bei Haushaltskontakt und fehlendem Impfschutz erkranken ca. ein Drittel der Erwachsenen und zwei Drittel der Kinder.
- Impfschutz bei Einschulung bis 90,1% (2004).

Indikation

- Alle Kinder.
- Nachholimpfung bis zum 5. Lebensjahr für alle Kinder, danach für besonders gefährdete Personen (chronische Erkrankungen der Atemwege, Atopiker), die in den Jahren vor

Einführung der azellulären Impfstoffe aus verschiedenen Gründen nicht geimpft wurden.
- Erstrebenswert ist die Impfung nichtimmuner Jugendlicher und Erwachsener.

Pro und Kontra

Pro

Verhinderung der äußerst belastenden Erkrankung und der schweren Komplikationen.

Kontra

Keine ernsthaften Gegenargumente, nachdem die wesentlich besser verträgliche azelluläre Vakzine eingeführt wurde.

Frühere Berichte über schwere neurologische Komplikationen (nach Verwendung der alten Ganzkeimvakzine) haben einer wissenschaftlichen Überprüfung nicht Stand gehalten und waren in der Mehrzahl eindeutig anderen Ursachen zuzuschreiben.

Kontraindikationen

- **Allgemeine:** ☞ Sonderfälle.
- **Spezielle:** Keine. Neurologische Erkrankungen oder Krampfanfälle in der Anamnese sind keine Kontraindikation.

Impfstoff

Einzelimpfstoffe gegen Pertussis sind nicht mehr erhältlich, nur noch Kombinationen. Es handelt sich ausschließlich um **azelluläre Impfstoffe**, die nur solche Antigene mit besonderer Bedeutung für die Immunität enthalten:
- PT = Pertussis-Toxin, eigentliches Krankheitsagens, sehr toxisch. Anti-PT-Körper schützen vor der Pertussis-Erkrankung. boostrix-b
- FHA = filamentöses Hämagglutinin. Adhärenz-Faktor der Erreger, nicht toxisch, stark immunogen.
- 69-kD-OMP (Pertactin). Ein Agglutinogen, in virulenten Stämmen vorhanden.

- Ob die Verabreichung weiterer Komponenten (z.B. Fimbrien-Agglutinogene 2 und 3) die Schutzrate erhöht, kann nicht endgültig beurteilt werden.

In der Regel Verwendung von Mehrfachimpfstoffen (☞ Impfabstände und -kombinationen, 6fach für die Grundimmunisierung in den ersten 2 Lebensjahren, später Kombination TdPa).

Impfschutz

Schutzbeginn: Eine genaue Titerhöhe für einen sicheren Schutz lässt sich nicht angeben. Anzunehmen ist, dass der Schutz etwa 2 Monate nach der 2. Impfung beginnt.

Schutzdauer: Über das Kleinkindesalter hinweg. Sowohl nach Impfung wie nach Erkrankung besteht nach ca. 10–20 Jahren wieder eine erneute Empfänglichkeit, d.h. Zweit- und Dritterkrankungen mit teils atypischem Verlauf und geringerer Infektiosität sind möglich. Exakte und reproduzierbare Zahlen liegen dazu nicht vor.

Erfolgsquote: Ca. 95%, d.h. trotz Impfung kann eine Pertussis auftreten, allerdings in abgeschwächter Form.

Grundimmunisierung und Auffrischung

Grundimmunisierung

Entsprechend Impfplan im 1. Lebensjahr, beginnend nach Vollendung des 2. Lebensmonats 3 Impfdosen i.m., im Abstand von 4 Wochen. In der Regel Verwendung von Mehrfachimpfstoff (6fach).

Auffrischung

- 11. bis 14. Lebensmonat, mindestens 6 Monate Abstand zur Grundimmunisierung, einmalig 1 Impfdosis i.m., in Kombinationsimpfstoffen,
- 9. bis 17. Lebensjahr, möglichst nicht früher als 5 Jahre Abstand zur letzten Dosis, in Kombinationsimpfstoffen (aPTd oder aPTdPolio).

Passive Immunisierung

Eine passive Immunisierung z.B. nach Infektionskontakt ist nicht möglich.

Sonstige Schutzmaßnahmen

Bei sicherem Pertussiskontakt und entsprechender Gefährdung (z.B. Säuglinge) kann eine antibiotische Prophylaxe z.B. mit Erythromycin, in den ersten Lebensmonaten mit Ampicillin, versucht werden.
Eine Zulassung zu Gemeinschaftseinrichtungen ist frühestens 5 Tage nach der zuverlässigen Einnahme wirksamer Antibiotika (Erythromycin-Estolat, alternativ auch Cotrimoxazol, Azithromycin, Clarithromycin) erlaubt.

Impfreaktionen

- Allgemeinreaktionen sind Fieber (nach 1–3 Tagen, bei ca. 20%).
- Lokalreaktionen mit Schwellung bis 48 Stunden < 10%.

Komplikationen

- Schrilles, anhaltendes Schreien (< 3%).

- ⚕ **Cave:** Kind genau untersuchen, um andere Ursachen auszuschließen.

- Unkomplizierte Krampfanfälle (durch Fieber) < 1%.
- Enzephalitiden und neurologische Schäden: Bei den derzeit im Handel befindlichen Impfstoffen besteht eindeutig kein Zusammenhang. Die Rate zerebraler Komplikationen durch die frühere Ganzkeim-Pertussis-Impfung wurde in Deutschland fehlerhaft wesentlich zu hoch angegeben, was vor ca. 20 Jahren zur Rücknahme der Impfempfehlung und zahlreichen Erkrankungen mit entsprechenden Folgen geführt hat. Auch ein Zusammenhang mit SIDS besteht nicht (in den ersten 2 Wochen nach Pertussis-Impfung genauso häufig wie spontan).

Tipps und Fehlerquellen

- Gegen Pertussis geimpfte Personen können Keimträger sein und die Erkrankung auf nicht geimpfte Personen übertragen! Eine Chemoprophylaxe geimpfter Personen nach Kontakt ist nicht indiziert.
- Bei Pertussis besteht kein Nestschutz!
- Nach Möglichkeit sollte zur Grundimmunisierung der Impfstoff-Typ/Hersteller nicht gewechselt werden. Allerdings ist anzunehmen, dass auch bei Impfstoffwechsel der Erfolg nicht gefährdet ist, jedoch gibt es dazu keine verlässlichen Daten.
- Da der Impfschutz überwiegend über eine zelluläre Immunität vermittelt wird, sind Titerbestimmungen zur Schutzrate nicht aussagekräftig. Bei geimpften Personen kann auch bei negativem Titer ein sehr guter Impfschutz bestehen.
- Auch Jugendliche mit früher durchgemachter Pertussis-Erkrankung sollten die Booster-Impfung erhalten.

Pneumokokken

Steckbrief der Erkrankung

Pneumokokken (= *Streptococcus pneumoniae*) sind grampositive kapselbildende Bakterien. Es gibt derzeit etwa 90 verschiedene Serotypen, die sich durch ihre Kapselantigene unterscheiden. Etwa 20 Typen sind für 90% der menschlichen Erkrankungen verantwortlich, die 7 häufigsten Typen für 60–90% der schweren Infektionen bei Säuglingen und Kleinkindern.

Pneumokokken verursachen ca. 25% aller fieberhaften Infekte der oberen Atemwege. In den ersten Lebensjahren besteht eine verminderte Immunität aufgrund der Unreife bei der Erkennung von Glykoproteinen. Daher kommen Meningitiden und septische Infektionen besonders in den ersten 2 Lebensjahren vor. Invasive Pneumokokkeninfektionen verlaufen ferner bei Immunsupprimierten oder Vorliegen schwerer Grunderkrankungen (s.u.) besonders schwer und u.U. lebensbedrohlich.

Epidemiologie

Mit Pneumokokken besiedelt sind bis zu 60% der gesunden Zweijährigen, 25–35% der Schulkinder und bis zu 6% der Erwachsenen. Invasive Erkrankungen kommen in Deutschland in den ersten 5 Jahren mit ca. 10 : 100 000 vor, bei anderen Bevölkerungsgruppen ist die Häufigkeit teils deutlich höher. Gehäufte Erkrankungen sind ferner ab ca. dem 60. Lebensjahr zu erwarten.

Indikation

- Alle Personen über 60 Jahre: Impfung mit **Polysaccharid-Impfstoff.**
- Alle Altersstufen, auf die eines der folgenden Merkmale zutrifft. Dabei erhalten Kinder (ab vollendetem 2. Lebensmonat) **Konjugat-Impfstoff**, Jugendliche und Erwachsene **Polysaccharid-Impfstoff**.

– Angeborene oder erworbene Immundefekte mit T- und/oder B-zellulärer Restfunktion, z. B. Hypogammaglobulinämie, Komplement und Properdindefekte, funktionelle oder anatomische Asplenie, Sichelzellanämie, Krankheiten der blutbildenden Organe, bei neoplastischen Erkrankungen, HIV-Infektion, nach Knochenmarkstransplantation,

– chronische Krankheiten wie z. B. Herz-Kreislauf-Krankheiten, Krankheiten der Atmungsorgane (auch Asthma und COPD), Diabetes mellitus und andere Stoffwechselkrankheiten, chronische Nierenkrankheiten/nephrotisches Syndrom, vor Organtransplantationen und vor Beginn einer immunsuppressiven Therapie, Liquorfistel,

– Frühgeborene (vor vollendeter 37. SSW),

– Säuglinge und Kinder mit Gedeihstörungen oder neurologischen Krankheiten, z. B. Anfallsleiden oder Cerebralparese,

Pro und Kontra

Pro

- Deutliche Reduktion von Pneumokokkenerkrankungen bei den Risikogruppen, Reduktion von Pneumokokkenpneumonien auf weniger als 50%. Dadurch nicht nur vermiedene schwere Erkrankungen, sondern auch verminderter Antibiotika-Einsatz.
- Kosten-Nutzen-Rechnungen für die Inzidenzraten von Pneumokokken-Erkrankungen in den USA weisen einen erheblichen Nutzen der Impfung aus.
- Statistisch werden 115 von 202 Meningitiden bei Kleinkindern vermieden, Verhinderung von ca. 10–20 Todesfällen und 30 schweren Behinderungen/Jahr.

Kontra

- Ein kompletter Schutz ist nicht gewährleistet.
- Die Häufigkeit der Otitis media wird nur in geringem Maße reduziert.

Kontraindikationen

- **Allgemeine:** ☞ Sonderfälle.
- **Spezielle:** Der Polysaccharid-Impfstoff ist bei Kindern unter 2 Jahren insofern kontraindiziert, da er keine Immunität induziert, der 7-valente Konjugat-Impfstoff ist jenseits des 5. Lebensjahrs nicht zugelassen.

Impfstoff

- **Konjugat-Impfstoff:** 7-valenter adsorbierter Konjugat-Impfstoff gegen die Serotypen 4, 6B, 9V, 14, 18C, 19F und 23F: Prevenar® (Wyeth),
- **Polysaccharid-Impfstoff:** polyvalenter azellulärer Totimpfstoff aus 23 der häufigsten Kapseltypen: Pneumovax 23® (Aventis Pasteur MSD)

Impfschutz

Schutzbeginn: 2 Wochen nach Impfung (Polysaccharid), bei Kindern je nach Alter bis zu nach wenigen Monaten.
Schutzdauer: 3–5 Jahre.
Erfolgsquote: 60–90%.

Grundimmunisierung und Auffrischung

- Konjugat-Impfstoff:
  - Säuglinge ab dem vollendeten 2. Lebensmonat bis zu einem Alter von 6 Monaten: 3 Impfungen im Abstand von jeweils einem Monat, 1 Auffrischung im 2. Lebensjahr.
  - Ungeimpfte Säuglinge von 7–11 Monaten: 2 Impfungen im Abstand von 1 Monat, Auffrischung im 2. Lebensjahr.
  - Ungeimpfte Kinder von 12–23 Monaten: 2 Impfungen im Abstand von 2 Monaten.
  - Ungeimpfte Kinder von 24 Monaten bis Ende 5. Lebensjahr: 1 Impfung, anschließend nach mindestens 2 Monaten Immunisierung mit Polysaccharid-Impfstoff.
  - Der Mindestabstand zur nachfolgenden Impfung mit Polysaccharid-Impfstoff beträgt 2 Monate.

- **Polysaccharid-Impfstoff:**
  Alle Personen ab dem 60. Lebensjahr (bzw. bei vorheriger Indikation ab dem vollendetem 2. Lebensjahr) erhalten 1 Impfung; Auffrischung bei Kindern unter 10 Jahren alle 3 Jahre, danach alle 6 Jahre.

Impfreaktionen

Gelegentlich lokale Reizung. Kurzzeitig Temperaturen, Kopf- und Gliederschmerzen. Bei zu häufiger Impfung sind heftige Lokal- und Allgemeinreaktion zu erwarten.

Komplikationen

Keine speziellen bekannt.

Tipps und Fehlerquellen

- Nach neueren Untersuchungen fällt der schützende Antikörpertiter bereits im 3. Jahr stark ab, sodass Auffrischungen schon nach 3 Jahren trotz heftigerer Lokalreaktion empfohlen werden. Bei noch früherer Auffrischimpfung äußerst heftige Impfreaktionen!
- Als Nebeneffekt fiel in Ländern mit regelmäßiger Pneumokokken-Impfung aller Säuglinge durch den verminderten Antibiotika-Einsatz die Rate resistenter Pneumokokken deutlich ab.

Steckbrief der Erkrankung

Erreger der Poliomyelitis, umgangssprachliche Bezeichnung „Kinderlähmung", sind *Polioviren*, nahe verwandt mit anderen Enteroviren wie Coxsackie- und ECHO-Viren. Man kennt 3 verschiedene Serotypen, die keine Kreuzimmunität erzeugen, sodass man Polio theoretisch 3-mal bekommen kann. In Europa tritt meist der Typ I auf, selten der Typ III und sehr selten der Typ II. Die Inkubationszeit beträgt 9–12 Tage. Der Krankheitsverlauf ist bei über 90% der Fälle klinisch inapparent, bei 5% zeigt sich nur eine unspezifische Symptomatik mit Fieber, Kopfschmerzen, Erbrechen und Durchfall, evtl. mit seriöser Meningitis.

Epidemiologie

- Derzeit keine endogenen Fälle, sondern nur noch importierte Polio in Deutschland.
- Weltweit ca. 1300 gemeldete Fälle/Jahr (2004), letzte größere Epidemien im Jemen und in Indonesien durch importierte Fälle aus Afrika. Unkontrollierte Epidemien gibt es in West- und Mittelafrika, dort auch aus politischen Gründen keine zuverlässige Erfassung und keine wirksame Impfstrategie. Eradikationsprogramme werden von der WHO gezielt betrieben. Europa ist erst seit 2002 als poliofrei anerkannt (Amerika 1994!).
- Bei ca. 80% der westdeutschen Bevölkerung sind schützende Antikörper vorhanden, Impfschutz bei Einschulung 94,4% (2004) mit regionalen Unterschieden, bei Erwachsenen ca. 35% (1998).

Indikation

- Alle Kinder lt. STIKO-Empfehlung,
- Erwachsene ohne kompletten Impfschutz, besonders wichtig bei Praxis- und Klinikpersonal (einschließlich Labor), v.a. im kinderärztlichen Versorgungsbereich.

Pro und Kontra

Pro

Verhütung der dauerhaften Lähmungen, besonders der Atemlähmung.

Kontra

Ernsthafte Gegenargumente gegen die Impfung gibt es nicht.

Kontraindikationen

Keine spezifischen Kontraindikationen.

Impfstoff

Einzel- und Kombinationsimpfstoffe enthalten inaktivierte Polioviren der Typen I (40 Antigeneinheiten [E]), II (8 E), III (32 E), vermehrt auf Affennieren-Zellkulturen.
Einzelimpfstoffe: IPV Mérieux® (Aventis Pasteur MSD) und IPV-Virelon® (Chiron Vaccines Behring).
In der Regel werden **Kombinationen** verwendet (☞ Impfabstände und -kombinationen)

Impfschutz

Schutzbeginn: etwa 2 Wochen nach der 2. Injektion.
Schutzdauer: nicht zuverlässig bekannt, mindestens 10 Jahre.
Erfolgsquote: 90–100% (Titer gegen alle 3 Typen).

Grundimmunisierung und Auffrischung

Grundimmunisierung

- Ab 3. Lebensmonat, 3-mal je 1 Impfdosis s.c. (oder i. m.), die 2. Impfung frühestens nach 8 Wochen (bis 6 Monate), die 3. Impfung im 12. bis 15. Lebensmonat.
- Bei Jugendlichen und Erwachsenen bei Verwendung des Einzelimpfstoffes 2 Dosen im Abstand von 4–8 Wochen, 3. Dosis nach 12 Monaten.

Auffrischung

- 1 Impfdosis s.c. (oder i.m.) im 11. bis 18. Lebensjahr.
- Vor Reisen in Endemiegebiete bzw. engem Kontakt mit Poliokranken ist eine Auffrischung sinnvoll.

In der Regel werden bei der Erstimpfung von Kindern 6fach-Impfstoffe verwendet (DTaP-IPV-HepB-HiB), für die Auffrischung Jugendlicher und Erwachsener gibt es 3fach- (Td-IPV) bzw. 4fach-Impfstoffe (aPTd-IPV)

Impfreaktionen

Rötung und Schwellung an der Injektionsstelle am 1. oder 2. Tag, sehr selten Fieber.

Komplikationen

Keine schweren Impfkomplikationen bekannt.
Neurologische Erkrankungen (Guillain-Barré-Syndrom) sind nicht sicher kausal zuzuordnen (evtl. zufälliges Zusammentreffen).

Tipps und Fehlerquellen
· Die früher verwendete Schluckimpfung (OPV = orale Polio-Vakzine) ist nur noch in Ländern mit nennenswerter Wildvirus-Zirkulation sinnvoll und in Gebrauch. Wegen sehr seltener Nebenwirkungen bei Patienten mit angeborenen Immundefekten wurde der Impfstoff in den Industrieländern nicht mehr verwendet.
· Nach vollständiger OPV-Impfung kann auch mit IPV suffizient aufgefrischt werden.

Röteln

Steckbrief der Erkrankung

Erreger ist das *Rötelnvirus*. Übertragung durch Tröpfcheninfektion, Inkubationszeit 14–23 Tage, Ansteckungsfähigkeit 6 Tage vor Exanthembeginn bis 8 Tage nach Maximum des Exanthems. Unspezifischer Beginn mit Schwellung zervikaler und nuchaler Lymphknoten für 1 Woche, dann Exanthem (feinfleckig, makulös, nicht konfluierend, am Kopf beginnend). Meist leichter Verlauf mit gering erhöhter Temperatur. Krankheitskomplikationen:

- Enzephalitis: 1 : 6000, eher ab Jugendalter;
- Thrombozytopenie: 1 : 3000, günstige Prognose;
- Arthritis: bis ca. 1%, eher bei Erwachsenen.

Konnatale Röteln: Pränatale Infektion (vertikal Mutter–Embryo). Gefahr: schwere Embryopathie mit Hirnfehlbildungen, Innenohrschaden, Mikrophthalmus, Herzfehler, Komplikationsrisiko:

- 1. bis 6. SSW: 50–60%,
- 7. bis 9. SSW: 25%,
- 10. bis 12. SSW: 20%,
- 13. bis 17. SSW: 10%, danach < 3%.

Epidemiologie

- Mindestens 50 000 Erkrankungen/Jahr. Bei etwa 0,8–3% der 18- bis 30-jährigen Frauen besteht keine ausreichende Immunität. Pro Jahr werden ca. 5 Fälle von Rötelnembryopathie gemeldet, bei einer vermuteten Dunkelziffer von 90%, was anhand von Labordaten errechnet werden kann.
- Impfschutz bei Einschulung 91,3% (2004).

Indikation

- Alle Kinder,
- alle Jugendlichen und Frauen.

Pro und Kontra

Pro

Sichere Vermeidung schwerster Schädigungen des Neugeborenen. Verschiedentlich wurde diskutiert, nur Mädchen zu impfen, damit die Jungen für eine Auffrischung des Impfschutzes nach Kontakt mit Wildröteln sorgen. Diese Strategie hat sich z. B. in Österreich als nicht sicher genug zur Vermeidung der Embryopathie gezeigt. Außerdem richtet sie sich nur gegen die Embryopathie und nimmt die zwar seltenen, aber in Einzelfällen nachgewiesenen Komplikationen postnataler Infektionen bei Männern (z. B. Arthritis, Myokarditis, Perikarditis) in Kauf. Im Übrigen setzt eine solche Strategie die Fortsetzung der Rötelnimpfung bis in alle Ewigkeit voraus. Von der WHO wird durch konsequente Impfung aller Kinder die Eradikation der Röteln angestrebt.

Kontra

Keine ernsthaften Gegenargumente.

Kontraindikationen

Akute Infektionen, v. a. Virusinfekte (kein Impferfolg zu erwarten). Schwangerschaft (aus prinzipiellen Erwägungen, s. u.)

Impfstoff

Lebendimpfstoff = HDC-Vakzine, auf menschlichen Zellen gezüchtet (Stamm Wistar RA 27/3):
- Röteln-Impfstoff HDC Mérieux® (Aventis Pasteur MSD),
- Kombinationsimpfstoffe (Masern-Mumps-Röteln) ☞ Impfabstände und -komplikationen.

Impfschutz

Schutzbeginn: Nach 7–10 Tagen.
Schutzdauer: Meist 10–20 Jahre und länger. Bei Kinderwunsch bzw. Schwangerschaft Titerkontrolle; Schutz wahrscheinlich bei einem HAH-Titer von 1 : 6, sicher ab 1 : 32 bzw. Elisa IgG 1 : 256.

Erfolgsquote: Nach einmaliger Impfung 95% Serokonversion, nach Auffrischung fast 100%.

Grundimmunisierung und Auffrischung

Grundimmunisierung

Impfung entsprechend STIKO-Empfehlung:

- 1. Impfung im 11. bis 14. Lebensmonat 0,5 ml i.m. oder s.c.; 2. Impfung im 15. bis 23. Lebensmonat; Mindestabstand 4 Wochen. Es sollen Kombinationsimpfstoffe (MMR) verwendet werden, bei späterer Verfügbarkeit auch MMRV.
- Erstimpfung nach dem Kleinkindesalter: einmalige Impfung, bei erwachsenen Frauen unter sicherem Konzeptionsschutz!

Auffrischung

Alle Mädchen mit 12–15 Jahren, wenn keine komplette Grundimmunisierung vorliegt.

Passive Immunisierung

Ein spezifisches Röteln-Immunglobulin steht nicht mehr zur Verfügung. Mit Standard-Immunglobulin ist ein gewisser, aber nicht sicherer Schutz möglich. Gabe nur bis zum 5. Tag der Inkubation sinnvoll, also vor Einsetzen der Virämie. Vorher Serologie abnehmen! Engmaschige Kontrollen. Positives Röteln-IgM beweist Infektion mit Wildröteln.

Impfreaktionen

Impfreaktion häufig, ca. am 10. Tag, mit leichtem Fieber, Lymphknotenschwellung, evtl. auch flüchtigem Exanthem. Erstimpfung bei Jugendlichen und Erwachsenen führt bei 10–15% in der 2. bis 4. Woche zu Arthralgien, selten über Monate persistierend.

Komplikationen

- Evtl. neurologische Symptome, aber bisher niemals zweifelsfrei als impfbedingt nachgewiesen.
- Versehentliche i.v. Injektion kann zum Schock führen!

Tipps und Fehlerquellen
- Versehentliche Impfung während der Schwangerschaft ist keine Abbruchsindikation, da bisher keine Embryopathie durch Impfviren bekannt ist.
- Bei nicht geschützten Schwangeren Impfung gleich nach Geburt vornehmen, damit es nicht in Vergessenheit gerät.

Steckbrief der Erkrankung

Respiratory-syncytial-Viren (RSV), Erreger von Atemwegsinfekten. Bei älteren Kindern und Erwachsenen meist nur afebriler Schnupfen. Durch RSV bedingt sind > 75% der Bronchiolitisfälle bei Säuglingen, 25% der Viruspneumonien bei Kindern und ca. 10% der Pseudokrupp-Episoden. Inkubationszeit: 3–7 Tage.

Krankheitskomplikationen:
Im 1. Lebensjahr schwere Bronchiolitiden mit Beatmungspflichtigkeit, nachfolgend hyperreagibles Bronchialsystem, schwere sekundäre Schäden, bei Risikogruppen (s. u.) gehäuft Todesfälle.

Epidemiologie

Meist epidemieartiges Auftreten in den Wintermonaten, sehr hohe Frühdurchseuchung in den ersten Lebensmonaten, bis 2. Lebensjahr fast 100%. Keine bleibende Immunität nach Erkrankung, sodass häufige Reinfektionen möglich sind. Die am schwersten betroffene Altersklasse sind Säuglinge zwischen 2 und 12 Monaten.

Indikation

Die passive Immunisierung ist indiziert im 1. Lebensjahr in der RSV-Saison bei:
- Frühgeborenen (lt. Hersteller < 35. SSW, meist Indikationsstellung nur bei sehr kleinen Frühgeborenen < 28. SSW),
- Säuglingen mit Z. n. bronchopulmonaler Dysplasie, speziell bei fortbestehender Sauerstoffabhängigkeit,
- Säuglingen mit hämodynamisch wirksamen (zyanotischen) Vitien.

Weitere Indikationen (Säuglinge mit Mukoviszidose, anderen Lungenerkrankungen etc.) sind umstritten.

Pro und Kontra

Pro

Einige schwerkranke Säuglinge können vor den zusätzlichen Gefahren der RSV-Infektion geschützt werden.

Kontra

Sehr aufwändig und kostenintensiv

Impfstoff

- **Aktive Impfstoffe** stehen noch nicht zur Verfügung. Entsprechende Versuche waren bisher nicht erfolgreich, sodass in den nächsten Jahren nicht mit einem Aktivimpfstoff zu rechnen ist.
- **Passive Immunisierung:** Bei Frühgeborenen/Säuglingen mit bronchopulmonaler Dysplasie, zyanotischen Vitien und einigen wenigen anderen „Risiko"-Säuglingen passive Immunisierung mit Palivizumab (Synagis®) = monoklonale Anti-RSV-AK, 15 mg/kg monatlich während der Saison.

Tipps und Fehlerquellen
- Im Einzelfall Indikation prüfen und grundsätzlich von der Krankenkasse genehmigen lassen, Wenn die Therapie schon in der Kinderklinik begonnen wurde, Genehmigung der Kasse vorlegen lassen.
- Um keine unnötig lange Therapie durchzuführen, kann man über die nächste Kinderklinik oder noch besser ein virologisches Labor erfahren, ob die RSV-Saison schon begonnen hat.

Tetanus

Steckbrief der Erkrankung

Infektion offener Wunden (auch Bagatellverletzungen!) mit dem toxinbildenden Wundstarrkrampferreger *Clostridium tetani*. Tetanussporendichte im Erdboden und Staub sehr unterschiedlich. Bei Verletzungen v.a. mit Erd- und Schmutzkontakt und anaeroben Wundverhältnissen (Quetschwunden, Stichkanäle etc.) besteht eine erhöhte Gefahr. Prodromi mit Parästhesien im Bereich der Verletzung, Krankheitsgefühl, Unruhe, Schlafstörungen. Danach tonisch-klonische, sehr schmerzhafte Muskelkrämpfe (Trismus, Opisthotonus, typischer Gesichtsausdruck). Generalisierung und Beteiligung der Atemmuskulatur. Tod durch Kammerflimmern und Herzstillstand. Letalität trotz Intensivtherapie 50%, bei Neugeborenen ungeimpfter Mütter (z.B. durch ungenügende Nabelhygiene) fast 100%. Inkubationszeit 2–4 Wochen.

Epidemiologie

- Ca. 5–10 gemeldete Todesfälle/Jahr in Deutschland, Dunkelziffer nicht abzuschätzen.
- Impfschutz bei Eintritt in den Kindergarten 98% (2000), bei Schuleintritt 97,7% (2004), bei Jugendlichen zu 85–90% regelrecht aufgefrischt, Erwachsene > 60% vollständiger und aktueller Impfschutz.

Indikation

Alle Personen, in jedem Alter.

Pro und Kontra

Pro

Sicherer Schutz vor dem tödlich verlaufenden Wundstarrkrampf.

Kontra

Keine ernsthaften Gegenargumente. Tetanus-Impfung wird sogar von Impfgegnern meist für sinnvoll gehalten.

Kontraindikationen

Allgemeine: ☞ Sonderfälle.
Spezielle: Keine.

Impfstoff

Toxoidimpfstoff (entgiftetes Toxin von C. tetani) als Aluminiumadsorbat.
Einzelimpfstoffe: Tetanol® pur (Chiron Vaccines Behring), Tetanus-Impfstoff Mérieux® (Aventis Pasteur MSD) zur i.m. Injektion.
Kombinationsimpfstoffe: DT, DTaP, Td u.a. ☞ Impfabstände und -komplikationen.

Impfschutz

Schutzbeginn: Nach einmaliger Impfung kein Schutz, nach der 2. Impfung deutlich ansteigender Titer innerhalb weniger Wochen, sicherer Schutz ab etwa 2 Wochen nach abgeschlossener Grundimmunisierung.
Schutzdauer: 10 Jahre und länger.
Erfolgsquote: Einigermaßen regelmäßige Auffrischung auch bei Erwachsenen bedeutet 100%igen Schutz. Gewünschter Titer > 0,1 IE/ml, unterer Schutzgrenzwert 0,01 IE/ml.

Grundimmunisierung und Auffrischung

Grundimmunisierung

· Bei Säuglingen lt. STIKO in Kombination (mit Diphtherie, Pertussis, HiB, IPV, Hepatitis B) ab vollendetem 2. Lebensmonat 4 Impfdosen mit mindestens 4 Wochen Abstand, längere Abstände unproblematisch (z.B. 3., 4., 5. und 11. bis 14. Lebensmonat).
· Grundimmunisierung in späterem Lebensalter: 3-malig je 1 Impfdosis, Monate 0 und 1–3 und 3–12 mit jeweils mindestens 4 Wochen Abstand.

Auffrischung

Laut Impfplan mit Td-Impfstoff 5. bis 6. und 11. bis 18. Lebensjahr, danach alle 10 Jahre.

Passive Immunisierung

Indiziert nach Verletzungen bei unvollständigem, fehlendem oder unbekanntem Impfstatus (☞ Serologische Titerkontrollen). Homologes Tetanusimmunglobulin: Tetagam N® (ZLB Behring), Tetanobulin® Immuno (Baxter BioScience), jeweils mit 250 IE Antitoxin (bei Erwachsenen und Kindern gleiche Dosis) als i.m. Gabe, bei Antikoagulation auch s.c. Gabe möglich. Bei sehr schweren Verletzungen oder Verbrennungen 500 IE.
☞ unten.

Impfreaktionen

Lokale Schwellungen und Rötungen sind häufig, ebenso leichte Allgemeinsymptome. Allergische Reaktionen sind sehr selten und eher auf Fehlinjektion als auf Allergien durch einen Bestandteil des Impfstoffs zurückzuführen.

Komplikationen

- Schwere Impfreaktionen mit Neuritiden, Guillain-Barré-Syndrom, Thrombozytopenie, Glomerulonephritis wurden vereinzelt beschrieben, sind aber meist nicht zweifelsfrei kausal der Impfung zuzuordnen.
- Versehentliche i.v. Injektion kann Schockreaktionen auslösen.
- Versehentliche s.c. Injektion bzw. Rückfluss in den Stichkanal ist prinzipiell ungefährlich, führt aber zu einer verstärkten Lokalreaktion (sehr oft als Impfabszess fehlgedeutet).

Tipps und Fehlerquellen

Recht häufig werden unnötige Impfungen verabreicht, teils sogar mit Immunglobulingabe, nur weil das Impfbuch nicht aktuell vorliegt. Diese Situation kommt oft bei Schulkindern vor. Abhilfe: Bei zuverlässig erscheinenden Patienten Impfbuch innerhalb von 24 Stunden vorlegen lassen bzw. entsprechend aufklären (und dokumentieren). Patienten ohne Impfausweis werden in Kliniken 10-mal so häufig unnötigerweise geimpft als bei vorliegender Impfdokumentation.

Tetanus: Verhalten im Verletzungsfall

- **Chirurgische Versorgung** der Wunde, unter Vermeidung anaerober Wundtaschen.
- **Impfstatus erfragen.**
  Als vollständiger Impfstatus gilt: Personen mit 3 (oder 4) Basis-Immunisierungen und regulärer, ab Erwachsenenalter 10-jähriger Auffrischung.
- Keine sofortig Impfindikation:
  - Leichte Verletzung, saubere Wunde: in den letzten 10 Jahren eine Injektion.
  - Schwere oder verschmutzte Wunde: in den letzten 5 Jahren eine Injektion.
- Indikation zur Tetanus-Impfung:
  2 oder weniger Injektionen der Grundimmunisierung bzw. letzte Injektion bei vorausgegangener vollständiger Grundimmunisierung vor mehr als 10 Jahren.
- Indikation zur Tetanus-Immunglobulingabe:
  - Unbekannter Impfstatus, keine oder nur 1 Impfung.
  - Verletzung älter als 24 h und nur 2 Impfungen.
- Keine Indikation zur Tetanus-Immunglobulingabe:
  - Saubere kleine Wunden unabhängig vom Impfstatus.
  - 2 und mehr Impfungen.

Tipp

Wenn bei lange zurückliegender Grundimmunisierung und neu begonnener Impfung sehr heftige Reaktionen auftreten, besteht offenbar doch ein boosterfähiger Impfschutz, dann Titer bestimmen.

Tollwut (Rabies)

Steckbrief der Erkrankung

Durch Tierbiss oder Schleimhautkontakt mit kontaminiertem Speichel übertragene Infektion mit dem neurotropen Tollwutvirus (Familie *Rhabdoviridae*, Genus *Lyssavirus*). Verläuft unter dem Bild einer zunehmenden neurologischen Übererregbarkeit, Schlundkrämpfen und Hydrophobie. Mortalität bei Krankheitsausbruch nahezu 100%. Inkubationszeit im Mittel 30–90 Tage, extreme Latenzen zwischen 4 Tagen und 19 Jahren wurden beschrieben. Diagnostisch schwierig ist der Verlauf der „Stillen Wut", der lediglich das Bild aufsteigender Lähmungen mit Atem- und Schluckinsuffizienz zeigt. Überträger sind v.a. Hund, Fuchs, Wolf, Fledermaus, seltener Katzen, Mungos, Waschbären, Stinktiere, Affen und Kleinnager.

Epidemiologie

Der WHO werden jährlich etwa 35 000 Erkrankungs- und Todesfälle gemeldet (hohe Dunkelziffer!). Als Reisekrankheit selten: Schätzungen gehen von 1 gefährlichem Tierbiss auf 500–1000 Reisende/Monat Aufenthaltsdauer aus. Große Teile Nord- und Mitteleuropas, Australien, Neuseeland und Neuguinea sind tollwutfrei.
Häufigkeit in Deutschland: 0–1 Erkrankung jährlich (immer importiert).

Indikation

- Jäger, Förster, Personen mit Wildtierumgang, Tierärzte, Personal in Labors mit Tollwutrisiko,
- Reisende mit längerem Aufenthalt in ländlichen Gebieten mit Tollwutrisiko: Trekking-, Rucksackreisende, Entwicklungshelfer,
- postexpositionell: Biss oder Speichelkontamination durch tollwutverdächtiges Tier; Kontakt eines Impfstoffköders mit Schleimhaut oder verletzter Haut.

Pro und Kontra

Pro

Indikationsimpfung für gefährdete Berufe oder Abenteuerreisende. Angesichts der 100%igen Mortalität bei Ausbruch der Erkrankung Indikation eher großzügig stellen.

Kontra

- **Präexpositionell:** Meiden bei anamnestischer klinisch relevanter Hühnereiweißallergie oder Impfstoffreaktion.
- **Postexpositionell:** kein Kontra.

Kontraindikation

- **Präexpositionell:**
  - Allgemeine: ☞ Sonderfälle.
  - Spezielle: Kinder unter 12 Monate, klinisch relevante Hühnereiweißallergie.
- **Postexpositionell:** keine.

Impfstoff

Totimpfstoff aus inaktiviertem Rabiesvirus, gezüchtet auf Hühnerfibroblasten-Kulturen (PCEC): Rabipur® (Chiron Vaccines Behring) und Tollwut-Impfstoff (HDC) inaktiviert (Aventis Pasteur MSD). Vgl. S. 126.

Impfschutz

Schutzbeginn (präexpositionell): 1 Woche nach 3. Impfung.
Schutzdauer: 1 Jahr. Bei Dauerprophylaxe (beruflich bedingt): Antikörpertiter jährlich kontrollieren, Auffrischung, wenn Titer < 0,5 IE/ml.
Erfolgsquote: Fast 100%.

Grundimmunisierung und Auffrischung

Grundimmunisierung

- **Präexpositionell:** 3-malige Impfung je 1,0 ml i.m., bevorzugt in den M. deltoideus (bessere Wirksamkeit), an den Tagen 0 und 7 und 21–28.
  Bei Antikoagulation: statt i.m. 1,0 ml tief s.c.

- **Postexpositionell:**
  - Rabies-Immunglobulin (RIG) 20 IE/kg KG; je zur Hälfte um die Bissstelle herum infiltrieren und die andere Hälfte i.m. Gründliche Wundtoilette mit Seifenlösung und Desinfektion mit 70%igem Alkohol! Ist unmittelbar nach dem Biss kein RIG verfügbar, soll die Gabe bis spätestens 7 Tage nach Biss/Schleimhautkontakt nachgeholt werden!
  - Zusätzlich aktive Impfung (PCEC-Impfstoff) sechsmalig je 1,0 ml i.m., bei Antikoagulation tief s.c., an den Tagen 0, 3, 7, 14, 28, 90.
    Sofern eine präexpositionelle Impfung durchgeführt worden war und folgende Zeitspannen seitdem verflossen sind:
    < 1 Jahr: 2-malig je 1,0 ml i.m., Tage 0 und 3,
    ≥ 1 und < 5 Jahre: 3-malig je 1,0 ml i.m., Tage 0, 3, 7,
    ≥ 5 Jahre: vollständige Prophylaxe.

Auffrischung

Bei fortdauerndem Risiko jährlich 1,0 ml i.m.

Impfreaktionen

Bei 25% der Impfungen lokale Reizung, bei ca. 6% Arthralgien und Abgeschlagenheit.

Komplikationen

- **Allgemeine:** ☞ Impfreaktionen und Impfkomplikationen.
- **Spezielle:** Bei Verwendung des in manchen Entwicklungsländern gebräuchlichen, auf tierischen Nervenzellkulturen produzierten Impfstoffs (s.c. Anwendung) ist in 1 : 400 bis 1 : 5000 Fällen eine Postvakzinations-Enzephalitis möglich.

Tipps und Fehlerquellen

- Der prinzipiell besser verträgliche, auf humanen diploiden Zellkulturen produzierte Imfstoff (HDC) ist gegenwärtig nicht verfügbar.
- Ist im Reiseland wegen eines Bisses eine postexpositionelle Prophylaxe begonnen worden, sollte bei unbekanntem Impfstoff nochmals RIG gegeben und die Postexpositionsprophylaxe neu begonnen werden.

- Keine Überdosierung der RIG, da sonst Impferfolg durch die aktive Rabiesvakzine fraglich wird.
- Bei immunsupprimierten Patienten ist eine eingeschränkte Antikörperentwicklung zu erwarten. Serologische Kontrolle und ggf. weitere Impfstoffgaben erforderlich.
- Wenn das fraglich infizierte Tier nach 10 Tagen Beobachtungszeit noch lebt und keine Symptome zeigt, kann die Postexpositionsprophylaxe abgebrochen werden.
- An Tetanus- (und Diphtherie-)Auffrischung denken!
- Verdacht, Erkrankung und Tod meldepflichtig.

Tuberkulintestung

Testarten

Intrakutantest

Bei dem Intrakutantest nach Mendel-Mantoux wird eine genau definierte Menge Tuberkulin (GT = gereinigtes Tuberkulin) durch intrakutane Injektion zugeführt. Die bisher verwendeten GT-Lösungen (GT 1 bis GT 100) werden aus kommerziellen Erwägungen nicht mehr hergestellt. Dadurch gab es 2005 eine Versorgungslücke.

Seit 9/05 ist als Ersatz der **PPD RT 23 SSI** (Statens Serum Institut Kopenhagen) zugelassen. Dieses Tuberkulin wird sowohl von der WHO als auch von der IUATLD (International Union against Tuberculosis and Lung Disease) empfohlen. Die Dosis von 2 TE in 0,1 ml entspricht den früher verwendeten 10 TE in 0,1 ml der Behring-Testlösung, d.h. es besteht eine Bioäquivalenz bzgl. der Testreaktion, sodass Verlaufsbeurteilungen möglich sind, wenn vorher GT 10-Teste durchgeführt wurden.

Es ist auf eine einwandfreie **intrakutane Injektionstechnik** zu achten.

Das **Testareal** muss eindeutig gekennzeichnet sein, z.B. durch einen mit Kugelschreiber markierten Kreis. Die Teststelle sollte 24 Stunden nicht mit Wasser in Berührung kommen.

Stempeltests

Sie sind obsolet und auch nicht mehr verfügbar (waren bis zu 15% falsch positiv und bis zu 30% falsch negativ)

Serologische Tests

Dabei werden als Antigene bzw. Testsubstanzen zwei Proteine verwendet (ESAT-6 und CFP-10), die nur von humanpathogenen M.-tuberculosis- und M.-bovis-Stämmen produziert werden, nicht aber von BCG-Stämmen und anderen Mykobakterien.

- **Quantiferon TB Gold Test:** Nachweis der γ-Interferon-Produktion von Effektor-T-Zellen nach Stimulation mit M.-tuberculosis-Antigenen (ESAT6, CFP 10) mittels ELISA.
- **γ-Interferon-Assay (TB-EliSpot):** Nachweis von antigenspezifischen Interferon-sezernierenden T-Zellen mittels enzymmarkiertem Anti-Interferon-γ.

Die Tests werden aus Heparinblut durchgeführt. Dabei sind kurze Transportzeiten (Stunden) ohne Kühlung zu beachten. Wenn weniger vitale Zellen vorhanden sind, geht die Sensitivität zurück (falsch negativ).

Diese neuen Testverfahren sind relativ sensitiv (89–96%) und sehr spezifisch (98%), können also gut zwischen „echter" Tuberkulose und anderen Mykobakterien unterscheiden. Diese Verfahren sind bei Kindern bisher nicht validiert. Sie sind deutlich teurer als die herkömmliche Hauttestung und sollten vorerst speziellen Fragestellungen vorbehalten bleiben. Eine abschließende Bewertung ist noch nicht möglich.

Beurteilung

Ein Tuberkulintest kann zunächst eine unspezifische Reaktion hervorrufen. Dies ist nach 2 Tagen vollständig abgeklungen. Die spezifische Tuberkulinreaktion beginnt frühestens nach 24 Stunden, hat am 2. bis 4. Tag ihren Höhepunkt und klingt über Tage bis Wochen ab. Nur diese spezifische Reaktion ist diagnostisch von Bedeutung. Daher wird der Tuberkulintest frühestens am 3. Tag und spätestens am 7. Tag abgelesen.

Dokumentation und Beurteilung:

- **Positiv:** Tastbare Induration > 6 mm, mit entsprechender Rötung. Der größte Durchmesser der Induration sollte dokumentiert werden.
- **Negativ:** Keine sichtbare Reaktion oder nur Rötung < 5 mm ohne Induration

Tipps und Fehlerquellen

- Fehlerquellen:
  - Technische Fehler: falsche Intrakutantechnik, fehlerhaftes Material z.B. durch falsche Lagerung,
  - Ablesefehler,
  - fehlerhafter Ablese-Zeitpunkt,
  - falsch negativ nach Masern (auch Masernimpfung) oder anderen Virusinfektionen,
  - angeborene oder erworbene Immundefekte.
- Eine Tuberkulintestung kann laut früherem Bundesseuchengesetz (§ 47, Absatz 4,5) angeordnet werden und muss geduldet werden, auch von Minderjährigen. Das Grundrecht der körperlichen Unversehrtheit wird insoweit eingeschränkt.

Typhus

Steckbrief der Erkrankung

Systemische Infektion durch Salmonella typhimurium unter Bedingungen mangelhafter Hygiene. Vorwiegend fäkal-orale Übertragung. Nach einer Inkubationszeit von 3–21 Tagen und uncharakteristischen Prodromi entwickelt sich bei 75% der Erkrankten hohes Fieber mit häufig leicht eingetrübtem Bewusstsein. In 30–50% der Fälle schwere abdominelle Symptomatik bis hin zum „akuten Abdomen" durch intestinale Perforation, evtl. Verwechslung mit Appendizitis möglich. Auch nach entsprechender antibiotischer Behandlung kann sich in 1–5% der Fälle ein chronischer Ausscheiderstatus ausbilden (gehäuft bei Frauen und Patienten mit Veränderungen im Gallensystem, z. B. Gallensteine).

Nach Durchtritt der Salmonellen durch die Darmwand kommt es zur septischen Allgemeinreaktion; pathogen ist das Kapsel-Polysaccharid (Vi-Antigen).

Epidemiologie

In tropischen und subtropischen Ländern endemisch mit hoher Inzidenz (insbesondere Asien, Afrika, Lateinamerika und Asien). In Deutschland zwischen 59 und 89 Fälle jährlich in den letzten Jahren, von denen der weitaus größte Anteil (> 85%) auf Auslandsreisen erworben wurde. Erkrankungsrisiko bei einmonatiger Reise in Endemiegebiete etwa 0,03% (etwa ein Zehntel der auf Reisen erworbenen Hepatitis-A-Infektionen)

Indikation

- Für Reisende in Länder mit niedrigem Hygienestandard.
- Laborpersonal mit möglichem Umgang mit Salmonellen.

Personen mit reduzierter Magensäureproduktion können schon mit geringen Keimzahlen infiziert werden. Patienten unter PPI-Therapie (Protonenpumpen-Inhibitoren, Omeprazol u. a.) sind also besonders gefährdet.

Pro und Kontra

Pro

Gute Verträglichkeit und Schutzwirkung, gehört zur Reisevorbereitung bei Reisen in Länder mit niedrigem hygienischen Standard.

Der orale Lebendimpfstoff ist bei Angst vor Injektionen und bei Blutgerinnungsstörungen der parenteralen Totvakzine vorzuziehen.

Kontra

Keine.

Kontraindikation

- **Allgemeine:** ☞ Sonderfälle.
- **Spezielle:**
  - akute Darmerkrankungen, Immunsuppression, Schwangere nur mit strenger Indikationsstellung,
  - aktuelle Behandlung mit Antibiotika (töten die Impfkeime ab),
  - Kinder vor dem 2. Lebensjahr.

Impfstoff

- **Lebendimpfstoff:** Attenuierter Salmonellen-Impfstamm: Typhoral® L Kapseln (Chiron Vaccines Behring), zugelassen ab dem 2. Lebensjahr.

  Vivotif® Kapseln oder Vovotif® L Doppelbeutel mit Pufferlösung und Impfstoff (Berna Biotech, Schweiz), zugelassen ab dem 2. Lebensjahr (Beutel) bzw. dem 6. Lebensjahr (Kapseln).

  Induziert eine zelluläre Schleimhautimmunität auf der Darmoberfläche, die eine Durchwanderung der Darmwand durch die Bakterien verhindert.

- **Totimpfstoff:** gereinigtes Vi-Antigen: Typherix® (GlaxoSmithKline), Typhim Vi® (Sanofi Pasteur MSD). Erst ab dem 3. Lebensjahr zugelassen.

  Induktion einer humoralen Immunität gegen den eigentlich pathogenen Faktor der Infektion.

Kombination mit Hepatitis A: Hepatyrix® (GlaxoSmith-Kline), VIATIM® (Sanofi Pasteur MSD).

Impfschutz

Schutzbeginn: ca. 8 Tage nach Einnahme der letzten Impfdosis.

Schutzdauer:
- Lebendimpfstoff ca. 1 Jahr.
- Totimpfstoff: Die Hersteller empfehlen die Auffrischung nach spätestens 3 Jahren. Bei nur kurzdauernden Auslandsreisen sollte eine Wiederholung alle 9–12 Monate erfolgen.

Erfolgsquote: 60–70%.

Grundimmunisierung und Auffrischung

Grundimmunisierung
- Lebendimpfstoff: je 1 Kapsel bzw. Doppelbeutel auf nüchternen Magen (1 Stunde vor dem Frühstück), an den Tagen 0, 2, 4.
- Totimpfstoff: 1-malige Injektion i.m. oder tief s.c.

Auffrischung
☞ Schutzdauer.

Impfreaktionen

- **Lebendimpfstoff:** Gelegentlich leichte Verdauungsstörungen (Übelkeit, leichter Durchfall; nie länger als 5 Tage nach Einnahme der letzten Kapsel).
- **Totimpfstoff:** lokale Reizungen (Schmerzen, Rötung, Schwellung).

Komplikationen

Keine bekannt.

Tipps und Fehlerquellen

- Lebendimpfung nicht gleichzeitig mit Antibiotika, Sulfonamiden oder Mefloquin, da Impfstämme sonst abgetötet werden! Malariaprophylaxe frühestens 3 Tage nach letzter Impfdosis. Abstand zu Cholera-Schluckimpfung nicht erforderlich.
- Totimpfung möglichst gleichzeitig mit anderen erforderlichen Impfungen.
- Weder Lebend- noch Totimpfstoff verleihen einen Schutz gegen den – meist milder verlaufenden – Paratyphus (S. paratyphi).
- Verdacht, Erkrankung und Tod sind meldepflichtig.

Varizellen

Steckbrief der Erkrankung

Erreger der Varizellen (Windpocken) bzw. des Zoster (Gürtelrose) ist das zu den Herpes-Viren gehörende *Varizella-Zoster-Virus (VZV)*. Einziger Wirt ist der Mensch, die Übertragung erfolgt direkt oder durch Tröpfcheninfektion, seltener über die Luft (aerogen).

Die Inkubationszeit beträgt 11–28 Tage, im Mittel 14–18 Tage. Infektiosität besteht 2 Tage vor Beginn des Exanthems bis zum Abfallen der Krusten.

Die Windpocken beginnen zunächst mit unspezifischen grippalen Symptomen, dann zeigt sich das charakteristische Exanthem mit Flecken, Bläschen, Krusten gleichzeitig in verschiedenen Stadien über den ganzen Körper verteilt.

Gürtelrose ist ein Rezidiv der Windpocken, hervorgerufen durch das in Ganglien persistierende Virus. Auftreten des Zoster häufig erst im Alter bei schweren Erkrankungen bzw. nach immunsuppressiver Therapie oder HIV-Infektion, aber auch früher und ohne erkennbaren Anlass.

Krankheitskomplikationen (Varizellen):

- Bakterielle Superinfektion (2,5%), teils mit Narbenbildung,
- Zerebellitis (< 0,1%),
- Enzephalitis (< 0,01%), Meningitis,
- Pneumonie (Kinder < 0,1%, Erwachsene bis > 10%),
- Thrombopenie, Hämorrhagien, Arthritis u.a.
- Komplikationsrate und Mortalität sind wesentlich erhöht bei jungen Säuglingen und Erwachsenen.
- Patienten mit Immundefekten sowie bei Leukämie/ Malignomen unter immunsuppressiver Therapie sind besonders gefährdet (Mortalität 7–10%)

Epidemiologie

Ohne Impfung geschätzt 750 000 Erkrankungen/Jahr, ca. 2000/Jahr stationär behandelte Patienten mit Komplikationen.

Etwa 3–4% der Erwachsenen besitzt keine Immunität.

Bei einer Durchimpfungsrate von > 85% kann die Zirkulation des Wildvirus weitgehend unterbrochen werden, eine Eradikation ist aufgrund der langen Persistenz des Virus (☞ Zosterpatienten) selbst mittelfristig nicht erreichbar.

Indikation

Empfehlung der STIKO (Juli 2005):
- Impfung aller Kinder ab dem 11. Lebensmonat, zeitgleich mit der MMR-Impfung. Diese Empfehlung ist noch nicht von allen Kassen umgesetzt, da die Spitzenverbände eine generelle Kostenübernahme zunächst abgelehnt haben. Mit einer Änderung dieser Haltung ist zu rechnen. In 14 von 20 KV-Bezirken konnte bis 9/2005 die Finanzierung ausgehandelt werden.
- Impfung aller Jugendlichen zwischen 9 und 17 Jahren, wenn keine Varizellenanamnese vorliegt.

Ferner ist die Impfung prinzipiell indiziert bei
- schwerer atopischer Dermatitis,
- vor immunsuppressiver Therapie, z.B. wegen Organtransplantation, malignen Erkrankungen, Autoimmunerkrankungen, Stammzelltransplantation etc.,
- bei medizinischem Personal in (Kinder-)Kliniken/Praxen/Labors, wenn keine Varizellenanamnese vorliegt/bei Seronegativität,
- seronegativen Frauen mit Kinderwunsch.

Pro und Kontra

Pro

Die Komplikationsrate ist in den letzten Jahrzehnten durch das höhere durchschnittliche Erkrankungsalter gestiegen. Außerdem gibt es immer mehr Menschen, die durch Varizellen stark gefährdet sind (Tumorpatienten, Immunsupprimierte etc.). Trotz der hohen Kosten ist die Impfung effektiv, da allein die vermiedene Krankschreibung der Eltern an Varizellen erkrankter Kinder mehr Geld spart als die allgemeine Impfung kostet.

Kontra

Keine wirklich stichhaltigen Gegenargumente.

Kontraindikationen

Immundefekte, laufende Immunsuppression, Schwangerschaft.

Impfstoff

Attenuierte lebende Viren (OKA-Stamm), auf humanen Zellen gezüchtet: Varilrix® (GlaxoSmithKline) und Varivax® (Aventis Pasteur MSD).
Kombinationsimpfstoffe mit Masern/Mumps/Röteln sind in Vorbereitung.

Impfschutz

Schutzbeginn: Nach ca. 2 Wochen.
Schutzdauer: Bei Immundefizienz evtl. < 2 Jahre, sonst Jahrzehnte.
Erfolgsquote: Dauerhafte Immunität bei Immungesunden 92–97% nach einmaliger Impfung, nach 2-maliger Impfung (zusammen mit MMR) mehr als 98%. Bei Immundefekt ist die Schutzrate deutlich geringer, daher bei diesen Personen Titerkontrolle und ggf. Nachimpfung empfohlen.

Grundimmunisierung und Auffrischung

Grundimmunisierung
- Säuglinge ab dem 9. Lebensmonat (Varilrix®) bzw. 12. Lebensmonat (Varivax®) bis zum Ende des 12. Lebensjahres erhalten 1 Impfdosis.
- Jugendliche und Erwachsene erhalten 2 Impfdosen im Abstand von 4–8 (Varivax®) bzw. frühestens nach 6 Wochen (Varilrix®).

Auffrischung

Bei immunologisch beeinträchtigten Personen Titerkontrolle, dann eventuell Nachimpfung. Ansonsten sind keine Auffrischungen geplant.

Passive Immunisierung

Indikation

Nichtimmune und abwehrgeschwächte Patienten, v.a. onkologische Patienten, Neugeborene; deren Mütter, wenn sie 4 Tage vor bis 2 Tage nach der Geburt an Varizellen erkranken; seronegative Schwangere mit Varizellenkontakt in den ersten 5 Schwangerschaftsmonaten.

Immunsera

- Varicellon® (ZLB Behring) einmal 0,2–0,4 ml/kg i.m.,
- Varitect® CP (Biotest), einmal 1 (bis 2) ml/kg i.v.

Wirksamkeit

Relativ gut innerhalb der ersten 3 Inkubationstage, später nicht mehr so sicher.

Impfreaktionen

Fieber und Rötungen an der Impfstelle können vorkommen (< 5%).

Komplikationen

Schwere Reaktionen sind sehr selten, Todesfälle durch die Impfung gibt es nicht.
- Erythem an der Impfstelle: 3–5%,
- Impfexanthem mit einzelnen Flecken bei 3–5% der immunologisch gesunden Personen und bei bis zu 25% bei Immunsupprimierten,
- Zoster bei Patienten unter 20 Jahren: 2,6 : 100 000,
- Thrombozytopenie, Arthropathie, zerebelläre Ataxie, Enzephalitis jeweils weniger als 0,4 : 100 000.

Tipps und Fehlerquellen
- Standard-Immunglobulin enthält auch Varizellen-Antikörper und ist wesentlich billiger. Es ist aber zur VZV-Prophylaxe nicht zugelassen, die Titer sind nicht definiert. Außerdem ist nicht bekannt, ob ein Schutz z.B. durch größere Mengen wirklich erreicht werden kann. Daher sollte zur passiven Prophylaxe nur spezifisches Immunglobulin verwendet werden.
- Eine aktive Immunisierung während der Inkubationszeit ist möglich, wenn sie in den ersten ca. 5 Tagen nach einem punktuellen Kontakt erfolgt.

Zukünftige Entwicklungen

Bei Impfungen ergeben sich nicht nur durch die wissenschaftlichen Fortschritte bei der Herstellung von Impfstoffen laufend Veränderungen, sondern auch durch die sich ständig ändernde epidemiologische Situation. Daher ist in der Zukunft einerseits mit der Entwicklung von Impfstoffen gegen Erreger zu rechnen, gegen die es noch keinen Impfschutz gibt, sowie von Impfstoffen gegen bisher noch unbekannte Erreger. Andererseits werden für bestehende Impfungen neue Impfstoffe entwickelt, mit dem Ziel einer verbesserten Wirksamkeit, geringeren Komplikationsrate oder besseren Anwendbarkeit.

Modifikationen bei bereits bestehenden Impfungen

Impfstoffe werden laufend verbessert und neuen Situationen angepasst, wobei die Strategien natürlich als Hauptziele eine bessere Wirksamkeit und Verträglichkeit haben. Das Ziel niedrigerer Kosten spielt zumindest in den Industrieländern eine geringere Rolle. Dies führt leider letztlich auch dazu, dass immer bessere Impfstoffe für eher weniger Menschen weltweit zur Verfügung stehen. Summarisch lassen sich die Entwicklungen so charakterisieren:

Allgemeine Trends in der Impfstoffentwicklung:
- Verringerung der **Injektionszahl** durch
  - Kombinationsimpfstoffe,
  - Verbesserung der Antigenität durch höhere Antigendosen und Verwendung besserer Adjuvantien,
- Minimierung von **Begleitstoffen**, v.a. quecksilberhaltiger Konservierungsstoffe,
- Entwicklung weiterer **Konjugat-Impfstoffe,**
- gentechnologische Methoden
  - zur Herstellung von Antigenen,
  - zur Modifikation von Impfstämmen.

Einführung neuer Impfungen

In naher Zukunft ist die Markteinführung zweier neuer Impfungen gegen virale Erreger zu erwarten:

Humanes Papilloma-Virus (HPV)

Das HPV ist für etwa 70% der Zervixkarzinome verantwortlich, besonders die Serotypen 16 und 18. Impft man junge Mädchen vor den ersten Sexualkontakten, kann eine persistierende Infektion durch die im Impfstoff enthaltenen HPV-Typen zu praktisch 100% vermieden werden. Empfehlung ist daher die Impfung im 9. bis 12. Lebensjahr. Es sind Impfstoffe verschiedener Hersteller in Erprobung und teilweise kurz vor der Zulassung. Der erste Impfstoff wird voraussichtlich 2007 auf den Markt kommen.

Rotaviren

Rotaviren zählen zu den wichtigsten Erregern von akuten Magen-Darm-Erkrankungen. Besonders bei Säuglingen und Kleinkindern verursachen sie schwere Gastroenteritiden häufig mit Exsikkose und weiteren Komplikationen. Sie sind auch in Mitteleuropa der häufigste Hospitalisierungsgrund in dieser Altersgruppe, jedes 50. Kind kommt deswegen in den ersten Lebensjahren in die Klinik. Rotaviren sind hochinfektiös, bereits ca. 10 Viren können eine Erkrankung hervorrufen. Sie können längere Zeit außerhalb des Körpers überleben. Daher zählen sie v.a. in Kinderkliniken zu den häufigsten Krankenhausinfektionen.

In Entwicklungsländern stirbt etwas jedes 300. Kind vor dem 5. Lebensjahr durch eine Rotavirus-Erkrankung. In den USA war ab 1998 ein Impfstoff verfügbar (RotaShield®), der aber nach dem gehäuften Auftreten von Invaginationen und anderen gastrointestinalen Komplikationen 1999 wieder vom Markt genommen wurde.

Inzwischen sind 2 wesentlich verträglichere Impfstoffe in Vorbereitung, die beide nicht zu den genannten Komplikationen führen:

· Rotarix® (GlaxoSmithKline) ist ein monovalenter oraler Lebendimpfstoff, der den häufigen Serotyp G1 enthält, aber auch gegen Infektionen durch andere Serotypen effektiv ist. Schwere Gastroenteritiden werden zu 90% verhindert, leichte zu knapp 75%.

- RotaTeq® (Sanofi-Pasteur MSD) ist ein oraler pentavalenter Lebendimpfstoff. Er hat eine Effektivität von ca. 75% bzgl. Infektionen durch die enthaltenen Serotypen. Schwere Verläufe werden sogar zu 98% verhindert.

Bei beiden Impfstoffen läuft das europäische Zulassungsverfahren. Wenn die Impfung so erfolgreich ist wie vermutet, können stationäre Aufenthalte bei Säuglingen und Kleinkindern aufgrund Rotavirus-Infektionen um ca. 80% reduziert werden, auch die Gefahr nosokomialer Infektionen geht deutlich zurück.

Entwicklung neuer Impfstoffe

HIV/AIDS

Es gibt zahlreiche Versuche, einen Impfstoff gegen HIV zu entwickeln (fast 100 ernsthafte Kandidaten). Die Mehrzahl richtet sich gegen den Virussubtyp B (v.a. in Westeuropa und USA), während es nur vergleichsweise wenige Impfstoffversuche gegen den Subtyp A (Kenia, andere Regionen Afrikas) gibt. Keiner der bisher geprüften Impfstoffe konnte eine Infektion verhindern, aber einige scheinen den Ausbruch der Erkrankung nach stattgehabter Infektion zu verzögern (= therapeutische Impfung).

Seit einigen Jahren befindet sich der Impfstoff AIDSVAX® (VaxGen) in klinischer Prüfung. Er enthält ein synthetisch produziertes Eiweiß, das das HIV-Protein pg120 nachahmt und eine Immunität hervorruft. Nach einer ersten Auswertung von 5000 geimpften Probanden aus Hochrisikogruppen (ein Drittel Placebo, zwei Drittel Verum) infizierten sich in beiden Gruppen knapp 6%, ohne signifikanten Unterschied. Nur die Untergruppe der Negriden und Asiaten zeigt eine Schutzwirkung durch die Impfung.

Staphylokokken

Es gibt Versuche, Dialyse-Patienten vor den gehäuften Staphylokokken-Infektionen durch Impfung zu schützen. Dabei werden Kapsel-Polysaccharide verwendet. Der Impfschutz scheint aber nicht sehr sicher zu sein und hält auch nur wenig über 6 Monate an.

Weitere

Wenig aussichtsreich sind derzeit die Versuche, gegen **Borreliose, Ebola-Virus, Hanta-Viren, Helicobacter pylori, Lepra, Malaria und RS-Viren** zu impfen. Entsprechende Versuche waren entweder ganz erfolglos oder nur bei bestimmten Patientengruppen von einem gewissen Effekt bzw. sind nicht in die klinische Phase gelangt, sodass in absehbarer Zeit nicht mit einem Impfstoff zu rechnen ist.

Neue Impfprinzipien

DNA-Impfstoffe

Mit den DNA-Impfstoffen wird ein völlig neues Konzept der Impfstoffwirkung entwickelt. Man injiziert reine Virus-DNA, d.h. gezielt ausgesuchte Teile der Erbsubstanz der betreffenden Erreger. Dadurch wird endogen spezifische RNA gebildet und damit die Synthese spezifischer (Virus-)Proteine angeregt. Gegen diese erst im Körper entstehenden Fremdeiweiße bildet das Immunsystem nicht nur spezifische Antikörper, sondern aktiviert auch T-Zellen zur spezifischen Abwehr. Der Körper stellt sozusagen seinen Impfstoff selbst her. Der Mechanismus entspricht prinzipiell dem einer Lebendimpfung. Vorteile einer DNA-Vakzine sind:

- Keine vermehrungsfähigen Erreger,
- preisgünstige Herstellung (ähnlich wie PCR-Methode),
- einfache Lagerung (Kühlkette muss nicht eingehalten werden),
- polyvalente Impfstoffe bzw. Berücksichtigung mehrerer Serotypen wäre unproblematisch,
- sehr schnelle Anpassung an geändertes Erregergenom möglich, z.B. bei Influenza-Virus.

Derzeit befinden sich noch keine DNA-Impfstoffe in aktueller Entwicklung. Denkbar ist jedoch, dass dieses Konzept bald Eingang in die Therapie finden wird. Neben der Impfung gegen Infektionen sind sogar Immunisierungen gegen Tumorantigene denkbar.

Transgene Pflanzen

Es gibt ernstzunehmende Versuche, therapeutisch wirksame Proteine von essbaren Pflanzen herstellen zu lassen. Dazu werden in verzehrbare Teile von Pflanzen Fremdgene eingebracht, entweder durch direkte Züchtung transgener Pflanzen, durch Partikelkanonen oder durch die Aktivität von Agrobakterien, die solche Gene in einzelne Zellen der Pflanzen einbringen können. Diese oral verabreichte Pflanzenvakzine kann zu einer systemischen Immunantwort führen, wobei relativ hohe Dosen des Antigens nötig sind. Zahlreiche Antigene sind bereits in Erprobung, marktreif ist aber bisher keine dieser Entwicklungen.

Neben aktiven Impfstoffen gibt es auch Versuche, eine passive Immunisierung gegen einige Viren, aber auch gegen Karies auslösende Streptococcus-mutans-Stämme zu entwickeln. Diese Antikörper („Plantibodies") könnten in Samen sogar längere Zeit stabil sein. Auch hier ist noch nicht mit der kurzfristigen Markteinführung zu rechnen.

Wiederaufnahme „alter" Impfungen

Pocken

Nach den Terroranschlägen 2003 kam der Verdacht auf, dass mit Krankheitserregern als Terrorwaffe gerechnet werden muss. In diesem Zusammenhang wurde diskutiert, ob die Pocken aus den Restbeständen der (nicht immer wirklich sicheren) Hochsicherheitslabors wieder aktivierbar sind. Daher wurden Massenimpfungen zumindest in Erwägung gezogen, Impfstoff hergestellt und eingelagert sowie die Ärzte geschult. Zwischenzeitlich ist es wieder ruhig geworden um dieses Thema. Dazu wurden die Pockenimpfstoffe der 60er Jahre wieder aktiviert (aus Hühnerembryo-Zellkulturen bzw. lyophilisierter Schafslymphe).

„Impfungen" gegen nichtinfektiöse Erkrankungen

Morbus Alzheimer

Es gab Versuche, gegen Amyloid-β zu immunisieren bzw. humanisierte Antikörper zu verwenden. Bisher ist eine klinische

Anwendung noch nicht in Sicht, es traten schwerwiegende Nebenwirkungen auf (Meningoenzephalitis mit Defektheilung).

Melanom

Die BCG-Impfung scheint vor Melanomen zu schützen (Odds Ratio 0,43), Kontrollstudien gibt es aber nicht, und angesichts des nicht mehr verfügbaren Impfstoffs ist eine weitere diesbezügliche Forschung wohl wenig realistisch.

Tumoren

Es gibt erste Versuche, gegen verschiedene Tumoren eine Immunität durch Impfung aufzubauen, wobei es sich i.d.R. um therapeutische Maßnahmen nach der Tumordiagnose handelt. Einige dieser Impfstoffe befinden sich bereits in der Phase II, bis zu einer routinemäßigen Anwendung werden sicher noch einige Jahre vergehen.

2

Markt-übersicht Impfstoffe

In dieser Übersicht sind alle in Deutschland zugelassenen Impfstoffe aufgeführt (Stand 3/06). Der Markt der Impfstoffe ist ständig in Bewegung, v. a. bei den Impfstoffkombinationen, worin sich auch die aktuellen STIKO-Empfehlungen widerspiegeln.

Die Einzelimpfstoffe sind nach Indikationen sortiert und innerhalb der Indikation alphabetisch, sodass man direkt vergleichen kann, ohne dass eine Wertung vorgenommen wurde. Für weitere Informationen stehen die einschlägigen Verzeichnisse bzw. die Herstellerinformationen zur Verfügung, die den jeweils aktuellen Stand wiedergeben. Werden andere als die hier aufgeführten Impfstoffe verwendet, besteht eine besondere Sorgfalts- und Aufklärungspflicht (☞ Impfreaktionen und Impfkomplikationen).

Einzelimpfstoffe

Cholera

Handelsname: Dukoral®.
Hersteller: Chiron Vaccines Behring.
Inhaltsstoffe (spezifisch): inaktivierte Bakterien verschiedener Cholerastämme sowie rekombinantes Cholera-Toxin B Untereinheit (CTB).
Anwendungsbeschränkungen: akute Magen-Darm-Erkrankungen oder fieberhafte Infekte, in der Schwangerschaft strenge Indikationsstellung (keine Daten bekannt).
Altersstufe: ab 2 Jahren.
Wechselwirkungen: keine.
Dosierung/Anwendung:
- Ab 6 Jahren 2 Impfdosen im Abstand von 1–6 Wochen,
- 2–6 Jahre: 3. Dosis wieder nach 1–6 Wochen,
- Auffrischung nach 6 Monaten.
Preis/Packungsgrößen: (3/06) 2 Dosen ca. € 50,–.
Kommentar: Einziger derzeit zugelassener (oraler) Choleraimpfstoff, die früheren parenteralen und schlecht verträglichen Impfstoffe gibt es nicht mehr.

Diphtherie

Handelsname: Diphtherie-Adsorbat-Impfstoff Behring für Erwachsene.
Hersteller: Chiron Vaccines Behring.
Inhaltsstoffe (spezifisch): adsorbiertes Diphtherie-Toxoid 2 IE.
Altersstufe: ab Beginn 6. Lebensjahr.
Wechselwirkungen: keine.
Dosierung/Anwendung:
- Grundimmunisierung 2 × 0,5 ml im Abstand von 4–6 Wochen, nach etwa 6–12 Monaten 3. Impfung;
- Auffrischung alle 10 Jahre.
Preis/Packungsgrößen: (3/06) ED ca. € 17,50, 10 Dosen ca. € 86,–.

Kommentar: In der Regel werden Kombinationsimpfstoffe verwendet (z.B. Td).

Handelsname: Diphtherie-Adsorbat-Impfstoff Behring für Kinder.
Hersteller: Chiron Vaccines Behring.
Inhaltsstoffe (spezifisch): adsorbiertes Diphtherie-Toxoid 30 IE.
Altersstufe: ab Beginn 3. Lebensmonat bis Ende 5. Lebensjahr.
Wechselwirkungen: keine.
Dosierung/Anwendung: Grundimmunisierung s.o.
Preis/Packungsgrößen: (3/06) ED ca. € 18,–.
Kommentar: Dieser Impfstoff dient allenfalls dazu, Lücken zu schließen. Im Normalfall werden zur Erstimmunisierung bei Kindern Mehrfachkombinationen verwendet.

FSME

Handelsname: Encepur® Erwachsene, FSME-Vaccine Behring.
Hersteller: Chiron Vaccines Behring.
Inhaltsstoffe (spezifisch): inaktiviertes FSME-Virus Stamm K 23 1,5 µg (vermehrt in gereinigten Hühnerfibroblastenkulturen).
Kontraindikationen: akute Erkrankungen.
Altersstufe: ab vollendetem 12. Lebensjahr.
Wechselwirkungen: Immunsuppression kann den Impferfolg beeinträchtigen.
Dosierung/Anwendung:
- Schnellimmunisierung: 3 Dosen an den Tagen 0, 7, 21, Auffrischung nach 12–18 Monaten;
- normales Schema Tage 0, 28 (1–3 Monate), 300 (9–12 Monate), Auffrischung nach 3 Jahren.

Preis/Packungsgrößen: (3/06) ED ca. € 35,–, 10 und 20 Dosen (ca. € 255,–/499,–).
Kommentar: gut verträglicher Routineimpfstoff.

Handelsname: Encepur® Kinder, FSME-Vaccine Behring.

Hersteller: Chiron Vaccines Behring.

Inhaltsstoffe (spezifisch): inaktiviertes FSME-Virus Stamm K 23 0,75 µg (vermehrt in gereinigten Hühnerfibroblasten-kulturen).

Kontraindikationen: akute Erkrankungen.

Altersstufe: ab vollendetem 1. bis zum 12. Lebensjahr

Wechselwirkungen: Immunsuppression kann den Impf-erfolg beeinträchtigen.

Dosierung/Anwendung:
- Schnellimmunisierung: 3 Dosen an den Tagen 0, 7, 21, Auf-frischung nach 12–18 Monaten;
- normales Schema Monate 0, 1–3, 9–12, Auffrischung nach 3 Jahren.

Preis/Packungsgrößen: (3/06) ED ca. € 33,–, 10 und 20 Do-sen (ca. € 240,–/471,–).

Kommentar: gut verträglicher Routineimpfstoff, Ei-Allergie ist keine Kontraindikation.

Handelsname: FSME-IMMUN 0,25 ml Junior.

Hersteller: Baxter Wien.

Inhaltsstoffe (spezifisch): inaktiviertes FSME-Virus 1,2 µg (Stamm Neudörfl, gezüchtet auf Hühnerembryozellen).

Kontraindikationen: schwere Überempfindlichkeit gegen Hühnereiweiß; akute Erkrankungen.

Altersstufe: ab vollendetem 1. bis zum 16. Lebensjahr.

Wechselwirkungen: Immunsuppression kann den Impf-erfolg beeinträchtigen.

Dosierung/Anwendung: Erstimmunisierung Monate 0, 1–3, 9–12, Auffrischung nach 3 Jahren.

Preis/Packungsgrößen: (3/06) ED ca. € 32,–, 10 und 20 Dosen (ca. € 235,–/458,–).

Kommentar: gut verträglicher Routineimpfstoff.

Handelsname: FSME-IMMUN Erwachsene.

Hersteller: Baxter BioScience.

Inhaltsstoffe (spezifisch): inaktiviertes FSME-Virus 2,4 µg (gezüchtet auf Hühnerembryozellen).

Kontraindikationen: schwere Überempfindlichkeit gegen Hühnereiweiß; akute Erkrankungen.
Altersstufe: ab vollendetem 16. Lebensjahr.
Wechselwirkungen: Immunsuppression kann den Impferfolg beeinträchtigen.
Dosierung/Anwendung: Erstimmunisierung: Tag 0, Tag 21 bis 3 Monate, 9. bis 12. Monat; Auffrischung nach 3 Jahren.
Preis/Packungsgrößen: (3/06) ED ca. € 34,–.
Kommentar: gut verträglicher Routineimpfstoff.

Gelbfieber

Handelsname: Stamaril®.
Hersteller: Aventis Pasteur MSD.
Inhaltsstoffe (spezifisch): lebende abgeschwächte Gelbfieberviren, Stamm 17D (vermehrt in Hühnerembryonen).
Kontraindikationen: Hühnereiweißallergie; Immundefekte; zahlreiche weitere Warnhinweise und Gegenanzeigen s. Fachinformation.
Altersstufe: ab vollendetem 6. Lebensmonat.
Wechselwirkungen: Lebendimpfstoff! Zeitabstände zu anderen Impfungen einhalten.
Dosierung/Anwendung: 1 Injektion, Auffrischung nach 10 Jahren.
Preis/Packungsgrößen: (3/06) ED ca. € 21,–, 10 Dosen ca. € 111,–
Kommentar: nur von zugelassenen Gelbfieberimpfstellen zu verwenden.

Hepatitis A

Handelsname: HAVpur.
Hersteller: Chiron Vaccines Behring.
Inhaltsstoffe (spezifisch): inaktivierte Hepatitis-A-Viren 500 RIA-Units (gezüchtet auf humanen Diploidzellen).
Begleitstoffe: Adjuvans aus Influenza-Virus-Hämagglutinin u. a.
Kontraindikationen: akute Erkrankungen.
Altersstufe: ab vollendetem 1. Lebensjahr.

Wechselwirkungen: Gleichzeitige Immunglobulingabe kann zu erniedrigter Immunantwort führen.

Dosierung/Anwendung: 1 Dosis, Auffrischung nach 6–12 Monaten.

Preis/Packungsgrößen: (3/06) ED ca. € 53,–.

Kommentar: Die angegebenen Einheiten beziehen sich auf einen herstellereigenen Standard und sind daher nicht mit den Einheiten anderer Hersteller zu vergleichen. Einheitlicher Impfstoff über alle Altersstufen!

Handelsname: Havrix 720 Kinder.

Hersteller: GlaxoSmithKline.

Inhaltsstoffe (spezifisch): inaktivierte Hepatitis-A-Viren 720 Antigeneinheiten (gezüchtet in HDC-Kulturen).

Kontraindikationen: akute Erkrankungen.

Altersstufe: vollendetes 1. bis 15. Lebensjahr.

Wechselwirkungen: Gleichzeitige Immunglobulingabe kann zu erniedrigter Immunantwort führen.

Dosierung/Anwendung: 1 Injektion, Auffrischung nach 6 Monaten zur Induktion eines Langzeitschutzes.

Preis/Packungsgrößen: (3/06) ED ca. € 38,–.

Kommentar: Die angegebenen Einheiten beziehen sich auf einen herstellereigenen Standard und sind daher nicht mit den Einheiten anderer Hersteller zu vergleichen.

Handelsname: Havrix 1440.

Hersteller: GlaxoSmithKline.

Inhaltsstoffe (spezifisch): inaktivierte Hepatitis-A-Viren 1440 Antigeneinheiten (gezüchtet in HDC-Kulturen).

Kontraindikationen: akute Erkrankungen.

Altersstufe: ab vollendetem 15. Lebensjahr.

Wechselwirkungen: Gleichzeitige Immunglobulingabe kann zu erniedrigter Immunantwort führen.

Dosierung/Anwendung: 1 Injektion, Auffrischung nach 6–12 Monaten zur Induktion eines Langzeitschutzes.

Preis/Packungsgrößen: (3/06) ED ca. € 58,–, 10 Dosen ca. € 465,–.

Kommentar: Die angegebenen Einheiten beziehen sich auf einen herstellereigenen Standard und sind daher nicht mit den Einheiten anderer Hersteller zu vergleichen.

Handelsname: VAQTA®.
Hersteller: Aventis Pasteur MSD.
Inhaltsstoffe (spezifisch): inaktiviertes Hepatitis-A-Virus Stamm CF 326F 50 E, gezüchtet auf diploiden humanen Zellen, adsorbiert an Aluminium.
Kontraindikationen: akute Erkrankungen.
Altersstufe: Erwachsene.
Wechselwirkungen: Gleichzeitige Immunglobulingabe kann zu erniedrigter Immunantwort führen.
Dosierung/Anwendung: 1 Dosis, Auffrischung nach 6–18 Monaten.
Preis/Packungsgrößen: (3/06) ED ca. € 54,–, 10 Dosen ca. € 432,–.
Kommentar: Die angegebenen Einheiten beziehen sich auf einen herstellereigenen Standard und sind daher nicht mit den Einheiten anderer Hersteller zu vergleichen. Adsorbat-Impfstoff, daher geringere Antigendosis nötig.

Handelsname: VAQTA® K pro infantibus.
Hersteller: Aventis Pasteur MSD.
Inhaltsstoffe (spezifisch): inaktiviertes Hepatitis-A-Virus Stamm CF 326F 25 E, gezüchtet auf diploiden humanen Zellen, adsorbiert an Aluminium.
Kontraindikationen: akute Erkrankungen.
Altersstufe: ab 2. Lebensjahr bis zum vollendeten 18. Lebensjahr.
Wechselwirkungen: Gleichzeitige Immunglobulingabe kann zu erniedrigter Immunantwort führen.
Dosierung/Anwendung: 1 Impfdosis, 1 Auffrischung nach 6–18 Monaten.
Preis/Packungsgrößen: (3/06) ED ca. € 37,–.
Kommentar: Die angegebenen Einheiten beziehen sich auf einen herstellereigenen Standard und sind daher nicht mit den Einheiten anderer Hersteller zu vergleichen. Adsorbat-Impfstoff, daher geringere Antigendosis nötig.

Hepatitis B

Handelsname: Engerix®-B Erwachsene.
Hersteller: GlaxoSmithKline.
Inhaltsstoffe (spezifisch): gentechnologisch in Hefezellen hergestelltes Hepatitis-B-Oberflächenantigen 20 µg.
Kontraindikationen: akute Erkrankungen.
Altersstufe: ab vollendetem 15. Lebensjahr.
Wechselwirkungen: keine.
Dosierung/Anwendung:
- 3 Injektionen in den Monaten 0, 1, 6 oder
- 4 Injektionen in den Monaten 0, 1, 2, 12, in Ausnahmefällen Kurzimpfschema Tag 0, 7, 21 und nach 12 Monaten.

Preis/Packungsgrößen: (3/06) ED ca. € 62,–, 10 und 25 Dosen ca. € 487,–/1153,–.
Kommentar: Standardimpfstoff für Erwachsene.

Handelsname: Engerix®-B Kinder.
Hersteller: GlaxoSmithKline.
Inhaltsstoffe (spezifisch): gentechnologisch in Hefezellen hergestelltes Hepatitis-B-Oberflächenantigen 10 µg.
Kontraindikationen: akute Erkrankungen.
Altersstufe: bis zum vollendeten 15. Lebensjahr.
Wechselwirkungen: keine.
Dosierung/Anwendung:
- 3 Injektionen in den Monaten 0, 1, 6 oder
- 4 Injektionen in den Monaten 0, 1, 2, 12.

Preis/Packungsgrößen: (3/06) ED ca. € 45,–, 10 und 25 Dosen ca. € 330,–/759,–.
Kommentar: Standardimpfstoff für Kinder und Jugendliche.

Handelsname: HBVAXPRO® 5 Mikrogramm.
Hersteller: Aventis Pasteur MSD.
Inhaltsstoffe (spezifisch): rekombinantes in Hefezellen hergestelltes Hepatitis-B-Virus-Oberflächenantigen 5 µg, adsorbiert an Aluminiumhydroxyphosphat-Sulfat.
Kontraindikationen: akute Erkrankungen.
Altersstufe: bis zum vollendeten 15. Lebensjahr.
Wechselwirkungen: keine.

Dosierung/Anwendung:
- 3 Injektionen in den Monaten 0, 1, 6 oder
- 4 Injektionen in den Monaten 0, 1, 2, 12.

Preis/Packungsgrößen: (3/06) ED ca. € 43,–, 10, 20, 50 Dosen ca. € 307,–/567,–/1225,–.

Kommentar: Adsorbat-Impfstoff, daher geringere Antigendosis nötig.

Handelsname: HBVAXPRO® 10 Mikrogramm.
Hersteller: Aventis Pasteur MSD.
Inhaltsstoffe (spezifisch): rekombinantes in Hefezellen hergestelltes Hepatitis-B-Virus-Oberflächenantigen 10 µg, adsorbiert an Aluminiumhydroxyphosphat-Sulfat.
Kontraindikationen: akute Erkrankungen.
Altersstufe: ab dem vollendeten 15. Lebensjahr.
Wechselwirkungen: keine.
Dosierung/Anwendung:
- 3 Injektionen in den Monaten 0, 1, 6 oder
- 4 Injektionen in den Monaten 0, 1, 2, 12.

Preis/Packungsgrößen: (3/06) ED ca. € 58,–, 10 und 20 Dosen ca. € 449,–/854,–.

Kommentar: Adsorbat-Impfstoff, daher geringere Antigendosis nötig.

Handelsname: HBVAXPRO® 40 Mikrogramm.
Hersteller: Aventis Pasteur MSD.
Inhaltsstoffe (spezifisch): rekombinantes in Hefezellen hergestelltes Hepatitis-B-Virus-Oberflächenantigen 40 µg, adsorbiert an Aluminiumhydroxyphosphat-Sulfat.
Kontraindikationen: akute Erkrankungen.
Altersstufe: erwachsene Dialyse- und Prädialyse-Patienten.
Wechselwirkungen: keine.
Dosierung/Anwendung:
- 3 Injektionen in den Monaten 0, 1, 6 oder
- 4 Injektionen in den Monaten 0, 1, 2, 12,
- Titerkontrolle, ggf. weitere Impfungen.

Preis/Packungsgrößen: (3/06) ED ca. € 130,–.

Kommentar: Hochdosierter Impfstoff, der bei der geringeren Immunantwort der Dialyse-Patienten sinnvoll ist.

Influenza

Alle Impfstoffe enthalten Influenzavirusantigene, deren Stammzusammensetzung jeweils nach den Empfehlungen der WHO den neuesten epidemiologischen Erfordernissen angepasst sind. Daher tragen die Impfstoffe auch immer die Jahreszahl (z. B. 2005/2006) und sind nur saisonal verfügbar, i. d. R. ab Herbst bis zum „Ausverkauf".

Handelsname: ADDIGRIP®.
Hersteller: Aventis Pasteur MSD.
Inhaltsstoffe (spezifisch): Influenzavirusantigene jeweils entsprechend 15 µg Hämagglutinin, vermehrt in Hühnereiern.
Kontraindikationen: Allergie auf Hühnerei.
Altersstufe: ab 65. Lebensjahr.
Wechselwirkungen: Immunsuppressive Therapie kann den Impferfolg gefährden.
Dosierung/Anwendung: 1 Dosis i.m. jährlich.
Preis/Packungsgrößen: (3/06) ED ca. € 21,–, 10 Dosen ca. € 114,–.
Kommentar: mit Adjuvans MF59C.1 zur besseren Immunigenität, daher nur für ältere Menschen.

Handelsname: Fluad® Influenza-Impfstoff.
Hersteller: Chiron Vaccines Behring.
Inhaltsstoffe (spezifisch): gereinigte Influenza-Virus-Antigene.
Kontraindikationen: Allergie auf Hühnerei.
Altersstufe: ab 65. Lebensjahr.
Wechselwirkungen: keine.
Dosierung/Anwendung: 1 Dosis i.m. jährlich.
Preis/Packungsgrößen: (3/06) ED ca. € 21,–, 10 und 20 Dosen ca. € 114,–/219,–.
Kommentar: Mit Adjuvans MF59C.1 zur besseren Immunogenität, daher nur für ältere Menschen.

Handelsname: Grippeimpfstoff HEXAL®.
Hersteller: Hexal.
Inhaltsstoffe (spezifisch): Influenzavirusantigene jeweils entsprechend 15 µg Hämagglutinin, vermehrt in Hühnereiern.

Kontraindikationen: Allergie gegen Hühnerei.

Altersstufe: ab vollendetem 6. Lebensmonat.

Wechselwirkungen: keine.

Dosierung/Anwendung:
- Ab 3 Jahren 1 Dosis jährlich,
- Kinder von 6–35 Monaten halbe Impfdosis.
- Noch nie geimpfte Kinder sollten eine 2. Dosis im Abstand von mindestens 4 Wochen bekommen.

Preis/Packungsgrößen: (3/06) ED ca. € 17,–, 10 Dosen ca. € 81,–.

Kommentar: Spaltvakzine für alle Altersstufen ab 6 Monaten.

Handelsname: Grippe-Impfstoff STADA®.

Hersteller: STADApharm.

Inhaltsstoffe (spezifisch): Influenzavirusantigene jeweils entsprechend 15 µg Hämagglutinin, vermehrt in Hühnereiern.

Kontraindikationen: Allergie gegen Hühnerei.

Altersstufe: ab 5 Monaten.

Wechselwirkungen: keine.

Dosierung/Anwendung:
- Ab 3 Jahren 1 Dosis jährlich,
- Kinder von vollendeten 5. bis 35. Monat halbe Impfdosis.
- Noch nie geimpfte Kinder sollten eine 2. Dosis im Abstand von mindestens 4 Wochen bekommen.

Preis/Packungsgrößen: (3/06) ED ca. € 18,–, 10 Dosen ca. € 84,–.

Kommentar: Impfstoff kann sowohl i.m. als auch tief s.c. verwendet werden, ist also bei Kontraindikationen für eine i.m.-Injektion verwendbar.

Handelsname: Infectovac® Flu.

Hersteller: Infectopharm.

Inhaltsstoffe (spezifisch): Influenzavirusantigene jeweils entsprechend 15 µg Hämagglutinin, vermehrt in Hühnereiern.

Kontraindikationen: Allergie gegen Hühnerei.

Altersstufe: ab vollendetem 6. Lebensmonat.

Wechselwirkungen: keine.

Dosierung/Anwendung:
- Ab 3 Jahren 1 Dosis jährlich,

- Kinder von 6–35 Monaten halbe Impfdosis.
- Noch nie geimpfte Kinder sollten eine 2. Dosis im Abstand von mindestens 4 Wochen bekommen.

Preis/Packungsgrößen: (3/06) ED ca. € 20,–, 10 Dosen ca. € 113,–.

Kommentar: Impfstoff kann sowohl i.m. als auch tief s.c. verwendet werden, ist also bei Kontraindikationen für eine i.m.-Injektion verwendbar.

Handelsname: Inflexal V.
Hersteller: Baxter Bioscience.
Inhaltsstoffe (spezifisch): Influenzavirusantigene jeweils entsprechend 15 µg Hämagglutinin, vermehrt in Hühnereiern.
Kontraindikationen: Allergie gegen Hühnerei.
Altersstufe: ab vollendetem 6. Lebensmonat.
Wechselwirkungen: keine.
Dosierung/Anwendung: ab 3 Jahren: eine Dosis jährlich; Kinder von 6 bis 35 Monaten: halbe Impfdosis, noch nie geimpfte Kinder sollten eine zweite Dosis im Abstand von mindestens 4 Wochen bekommen.
Preis/Packungsgrößen: (3/06) ED ca. € 21,–, 10 Dosen ca. € 117,–.
Kommentar: Impfstoff kann sowohl i.m. als auch tief s.c. verwendet werden, ist also bei Kontraindikationen für eine i.m.-Injektion verwendbar.

Handelsname: Influsplit SSW®.
Hersteller: GlaxoSmithKline.
Inhaltsstoffe (spezifisch): Influenzavirusantigene jeweils entsprechend 15 µg Hämagglutinin, vermehrt in Hühnereiern.
Kontraindikationen: Allergie gegen Hühnerei.
Altersstufe: ab vollendetem 6. Lebensmonat.
Wechselwirkungen: keine.
Dosierung/Anwendung:
- Ab 3 Jahren 1 Dosis jährlich,
- Kinder von 6–35 Monaten halbe Impfdosis.
- Noch nie geimpfte Kinder sollten eine 2. Dosis im Abstand von mindestens 4 Wochen bekommen.

Preis/Packungsgrößen: (3/06): auf Anfrage.

Kommentar: Impfstoff kann sowohl i.m. als auch tief s.c. verwendet werden, ist also bei Kontraindikationen für eine i.m.-Injektion verwendbar.

Handelsname: Influvac®.
Hersteller: Solvay Arzneimittel.
Inhaltsstoffe (spezifisch): Influenzavirusantigene jeweils entsprechend 15 µg Hämagglutinin, vermehrt in Hühnereiern.
Kontraindikationen: Allergie gegen Hühnerei.
Altersstufe: ab vollendetem 6. Lebensmonat.
Wechselwirkungen: keine.
Dosierung/Anwendung:
- Ab 3 Jahren 1 Dosis jährlich,
- Kinder von 6–35 Monaten halbe Impfdosis.
- Noch nie geimpfte Kinder sollten eine 2. Dosis im Abstand von mindestens 4 Wochen bekommen.

Preis/Packungsgrößen: (3/06) ED ca. € 18,–, 10 Dosen ca. € 91,–.
Kommentar: Impfstoff kann sowohl i.m. als auch tief s.c. verwendet werden, ist also bei Kontraindikationen für eine i.m.-Injektion verwendbar.

Handelsname: Invivac®.
Hersteller: Solvay Arzneimittel.
Inhaltsstoffe (spezifisch): Influenzavirusantigene jeweils entsprechend 15 µg Hämagglutinin, vermehrt in Hühnereiern.
Kontraindikationen: Allergie gegen Hühnerei.
Altersstufe: Erwachsene und ältere Personen.
Wechselwirkungen: keine.
Dosierung/Anwendung: eine Impfdosis jährlich.
Preis/Packungsgrößen: (3/06) ED ca. € 19,–, 10 Dosen ca. € 105,–.
Kommentar: Impfstoff kann sowohl i.m. als auch tief s.c. verwendet werden, ist also bei Kontraindikationen für eine i.m.-Injektion verwendbar.

Handelsname: Mutagrip®.
Hersteller: Aventis Pasteur MSD.
Inhaltsstoffe (spezifisch): Influenzavirusantigene jeweils entsprechend 15 µg Hämagglutinin, vermehrt in Hühnereiern.

Kontraindikationen: Allergie gegen Hühnerei.
Altersstufe: ab vollendetem 5. Lebensmonat.
Wechselwirkungen: keine.
Dosierung / Anwendung:
- Ab 3 Jahren 1 Dosis jährlich,
- Kinder von 5–35 Monaten halbe Impfdosis.
- Noch nie geimpfte Kinder sollten eine 2. Dosis im Abstand von mindestens 4 Wochen bekommen.

Preis / Packungsgrößen: (3/06) ED ca. € 19,–, 10 und 20 Dosen ca. € 95,–/181,–.
Kommentar: Impfstoff kann sowohl i.m. als auch tief s.c. verwendet werden, ist also bei Kontraindikationen für eine i.m.-Injektion verwendbar.

Masern

Handelsname: Masern-Impfstoff Mérieux®.
Hersteller: Aventis Pasteur MSD.
Inhaltsstoffe (spezifisch): attenuiertes Masernvirus Stamm Schwarz, gezüchtet auf Hühnerembryonen-Fibroblastenzellkulturen.
Kontraindikationen: akute Infektionen. Abstände beachten!
Altersstufe: ab 12. Lebensmonat.
Wechselwirkungen: Virusinfekte und Immunsuppression können den Impferfolg gefährden.
Dosierung / Anwendung: 1 Dosis s.c. oder i.m., Auffrischung nach Plan.
Preis / Packungsgrößen: (3/06) ED ca. € 38,–.
Kommentar: Einzelimpfstoff, wenn die Masernimpfung nachgeholt werden soll. In der Regel wird die Kombination MMR verwendet.

Meningokokken

Handelsname: Mencevax ACWY.
Hersteller: GlaxoSmithKline.
Inhaltsstoffe (spezifisch): Neisserien-Polysaccharid der Gruppen A, C, W, Y.
Kontraindikationen: akute Infektionen.

Altersstufe: ab ca. 3 Jahren geeignet.
Wechselwirkungen: keine.
Dosierung/Anwendung: 1 Dosis s.c.
Preis/Packungsgrößen: (3/06) ED ca. € 26,–.
Kommentar: Als Reiseimpfung bei entsprechendem Risiko sinnvoll; bei Säuglingen und Kleinkindern unter 3 Jahren geringere Wirksamkeit.

Handelsname: Meningitec®.
Hersteller: Wyeth.
Inhaltsstoffe (spezifisch): Meningokokken-Oligosaccharid der Gruppe C, konjugiert an CRM_{197}, adsorbiert an Aluminiumphosphat.
Kontraindikationen: akute Erkrankungen.
Altersstufe: ab vollendetem 2. Lebensmonat.
Wechselwirkungen: keine.
Dosierung/Anwendung:
- Im Alter von 2–12 Monaten 3 Dosen in Intervallen von mindestens 1 Monat,
- ab 12 Monate 1 Dosis.

Preis/Packungsgrößen: (3/06) ED ca. € 48,–, 10 Dosen ca. € 398,–.
Kommentar: Gut wirksamer Konjugatimpfstoff, daher auch für Säuglinge geeignet. Nur Serogruppe C!

Handelsname: Meningokokken-Impfstoff A+C Mérieux®.
Hersteller: Aventis Pasteur MSD.
Inhaltsstoffe (spezifisch): Neisserien-Polysaccharid der Gruppen A und C.
Kontraindikationen: akute Erkrankungen.
Altersstufe: ab 18 Monaten.
Wechselwirkungen: keine.
Dosierung/Anwendung: 1 Dosis.
Preis/Packungsgrößen: (3/06) ED ca. € 25,–.
Kommentar: Verringerte Immunogenität bei jungen Kindern. Als Reiseimpfung sinnvoll.

Handelsname: Menjugate®.

Hersteller: Chiron Vaccines Behring.

Inhaltsstoffe (spezifisch): Meningokokken-Oligosaccharid der Gruppe C, konjugiert an CRM_{197}, adsorbiert an Aluminiumphosphat.

Kontraindikationen: akute Erkrankungen.

Altersstufe: ab Beginn 3. Lebensmonat.

Wechselwirkungen: keine.

Dosierung/Anwendung:

- Im 1. Lebensjahr 3 Dosen mit mindestens 1 Monat Abstand,
- ab dem 1. Lebensjahr 1 Dosis.

Preis/Packungsgrößen: (3/06) ED ca. € 44,–, 10 Dosen ca. € 350,–.

Kommentar: Gut wirksamer Konjugat-Impfstoff, daher auch für Säuglinge geeignet. Nur Serogruppe C!

Handelsname: NeisVac-C™.

Hersteller: Baxter Healthcare.

Inhaltsstoffe (spezifisch): Polysaccharid von Neisserien Stamm C 11, gebunden an Tetanus-Toxoid, adsorbiert an Aluminiumhydroxid.

Kontraindikationen: akute Infektionen.

Altersstufe: ab vollendetem 2. Lebensmonat.

Wechselwirkungen: keine.

Dosierung/Anwendung:

- Im 1. Lebensjahr 2 Dosen mit mindestens 1 Monat Abstand,
- ab dem 1. Lebensjahr 1 Dosis.

Preis/Packungsgrößen: (3/06) ED ca. € 45,–, 10 Dosen ca. € 356,–.

Kommentar: Gut wirksamer Konjugat-Impfstoff, daher auch für Säuglinge geeignet. Nur 2 Dosen im 1. Lebensjahr. Nur Serogruppe C!

Pneumokokken

Handelsname: PNEUMOVAX® 23.
Hersteller: Aventis Pasteur MSD.
Inhaltsstoffe (spezifisch): Pneumokokken der Serotypen 1, 2, 3, 4, 5, 6B, 7F, 8, 9N, 9V, 10A, 11A, 12F, 14, 15B, 17F, 18C, 19F, 19A, 20, 22F, 23F, 33F jeweils 25 µg.
Kontraindikationen: akute Infektionen, Immunsuppression.
Altersstufe: ab vollendetem 2. Lebensjahr.
Wechselwirkungen: keine.
Dosierung/Anwendung: 1 Dosis s.c. oder i.m., Auffrischung nach 3 Jahren.
Preis/Packungsgrößen: (3/06) ED ca. € 33,–, 10 und 20 Dosen ca. € 234,–/446,–.
Kommentar: polyvalenter Impfstoff mit den wichtigsten Serotypen.

Handelsname: Prevenar®.
Hersteller: Wyeth.
Inhaltsstoffe (spezifisch): Pneumokokken-Polysaccharid der Serotypen 4, 9V, 14, 18C, 19F, 23F (jeweils 2 µg), Serotyp 6B (4 µg), jeweils konjugiert an CRM_{197}-Trägerprotein.
Kontraindikationen: akute Infektionen.
Altersstufe: ab vollendetem 2. Lebensmonat bis zum 5. Lebensjahr.
Wechselwirkungen: keine.
Dosierung/Anwendung:
- Säuglinge von 2–6 Monaten 3 Dosen in monatlichen Abständen, 4. Dosis im 2. Lebensjahr;
- Säuglinge und Kleinkinder von 7–11 Monate 2 Impfdosen mit 1 Monat Abstand, 3. Dosis im 2. Lebensjahr;
- Kinder ab 2. Lebensjahr 1 Dosis.

Preis/Packungsgrößen: (3/06) ED ca. € 72,–, 10 Dosen ca. € 630,–.
Kommentar: gut wirksamer Konjugatimpfstoff für die ersten Lebensjahre

Polio

Handelsname: IPV Mérieux®.
Hersteller: Aventis Pasteur MSD.
Inhaltsstoffe (spezifisch): inaktivierte Polioviren Typ 1 40 DE, Typ 2 8 DE, Typ 3 32 DE, gezüchtet auf Vero-Zellen.
Kontraindikationen: akute Erkrankungen.
Altersstufe: ab vollendetem 2. Lebensmonat.
Wechselwirkungen: keine.
Dosierung/Anwendung: 2 Dosen im Abstand von 4–8 Wochen i.m. oder s.c., 3. Dosis nach 12 Monaten.
Preis/Packungsgrößen: (3/06) ED ca. € 22,–, 10 und 20 Dosen ca. € 125,–/140,–.
Kommentar: Einzelimpfstoff, um Lücken zu schließen. In der Regel werden zur Erstimmunisierung Kombinationen verwendet.

Handelsname: IPV-Virelon®.
Hersteller: Chiron Vaccines Behring.
Inhaltsstoffe (spezifisch): inaktivierte Polioviren Typ 1 40 DE, Typ 2 8 DE, Typ 3 32 DE, gezüchtet in Affennieren-Zellkulturen.
Kontraindikationen: akute Erkrankungen.
Altersstufe: ab vollendetem 2. Lebensmonat.
Wechselwirkungen: keine.
Dosierung/Anwendung: 2 Dosen im Abstand von 8 Wochen i.m. oder s.c., Auffrischung alle 10 Jahre.
Preis/Packungsgrößen: (3/06) ED ca. € 22,–, 10 und 20 Dosen ca. € 125,–/240,–.
Kommentar: Einzelimpfstoff, um Lücken zu schließen. In der Regel werden zur Erstimmunisierung Kombinationen verwendet.

Röteln

Handelsname: Röteln-Impfstoff HDC Mérieux®.
Hersteller: Aventis Pasteur MSD.
Inhaltsstoffe (spezifisch): attenuierte Rötelnviren Stamm Wistar RA 27/3, gezüchtet auf humanen diploiden Zellen.

Kontraindikationen: akute Infektionen; Schwangerschaft. Abstände beachten.
Altersstufe: ab Beginn des 12. Lebensmonats.
Wechselwirkungen: Immunsuppression.
Dosierung/Anwendung: 1 Dosis s.c. oder i.m.
Preis/Packungsgrößen: (3/06) ED ca. € 25,–.
Kommentar: Einziger noch verfügbarer Einzelimpfstoff. Notwendig zum Schließen von Impflücken, z.B. nach seronegativer Schwangerschaft.

Tetanus

Handelsname: Tetanol® pur.
Hersteller: Chiron Vaccines Behring.
Inhaltsstoffe (spezifisch): adsorbiertes Tetanus-Toxoid 40 IE.
Kontraindikationen: im Verletzungsfall praktisch keine.
Altersstufe: ab Beginn 3. Lebensmonat.
Wechselwirkungen: keine.
Dosierung/Anwendung: Grundimmunisierung: 2 Injektionen im Abstand von 4–6 Wochen, 3. Injektion nach 6–12 Monaten.
Preis/Packungsgrößen: (3/06) ED ca. € 12,–, 10 und 20 Dosen ca. € 32,–/55,–.
Kommentar: Gut verträglicher Routineimpfstoff. Für die Grundimmunisierung werden i.d.R. Kombinationsimpfstoffe verwendet.

Handelsname: Tetanus-Impfstoff Mérieux®.
Hersteller: Aventis Pasteur MSD.
Inhaltsstoffe (spezifisch): adsorbiertes Tetanus-Toxoid 40 IE.
Kontraindikationen: im Verletzungsfall praktisch keine.
Altersstufe: ab vollendetem 2. Lebensmonat.
Wechselwirkungen: keine.
Dosierung/Anwendung: Grundimmunisierung: 2 Injektionen im Abstand von 4–8 Wochen, 3. Injektion nach 6–12 Monaten.
Preis/Packungsgrößen: (3/06) ED ca. € 12,–, 10 und 20 Dosen ca. € 30,–/50,–.

Kommentar: Gut verträglicher Routineimpfstoff. Für die Grundimmunisierung werden i.d.R. Kombinationsimpfstoffe verwendet. Der Impfstoff kann auch s.c. verwendet werden, z.B. wenn i.m.–Injektionen kontraindiziert sind.

Tollwut

Handelsname: Rabipur®.
Hersteller: Chiron Vaccines Behring.
Inhaltsstoffe (spezifisch): inaktiviertes Tollwut-Virus 2,5 IE (Stamm Flury LEP), vermehrt in Hühnerfibroblasten-Zellkulturen.
Kontraindikationen: im Notfall keine; ansonsten akute Erkrankungen.
Altersstufe: keine Angabe; bei Kindern und Erwachsenen gleiche Anwendung.
Wechselwirkungen: keine.
Dosierung/Anwendung:
· Nach Exposition Impfung an den Tagen 0, 3, 7, 14, 28, ggf. zusätzlich passive Immunisierung;
· Prophylaxe: 3 Injektionen an den Tagen 0, 7, 21–28.
Preis/Packungsgrößen: (3/06) ED ca. € 47,–.
Kommentar: Im Gegensatz zu früheren Impfstoffen besser verträglich. Kein nennenswert erhöhtes Risiko bei Ei-Allergie.

Handelsname: Tollwut-Impfstoff (HDC) inaktiviert.
Hersteller: Aventis Pasteur MSD.
Inhaltsstoffe (spezifisch): inaktiviertes Tollwutvirus 2,5 IE (Stamm WISTAR PM/WI 38–1503–3M), gezüchtet auf humanen diploiden Zellen.
Kontraindikationen: im Notfall keine; ansonsten akute Erkrankungen.
Altersstufe: keine Angabe; bei Kindern und Erwachsenen gleiche Anwendung.
Wechselwirkungen: keine.
Dosierung/Anwendung:
· Nach Exposition Impfung an den Tagen 0, 3, 7, 14, 30, ggf. zusätzlich passive Immunisierung;
· Prophylaxe: 3 Injektionen an den Tagen 0, 7, 21.

Preis/Packungsgrößen: (3/06) ED ca. € 45,–.
Kommentar: gut verträgliche HDC-Vakzine.

Typhus

Handelsname: Typherix®.
Hersteller: GlaxoSmithKline.
Inhaltsstoffe (spezifisch): Vi-Polysaccharid von Salmonella typhi 25 µg.
Kontraindikationen: akute Erkrankungen.
Altersstufe: ab vollendetem 2. Lebensjahr.
Wechselwirkungen: keine.
Dosierung/Anwendung: 1 Dosis 2 Wochen vor Beginn der Exposition, Auffrischung nach 3 Jahren.
Preis/Packungsgrößen: (3/06) ED ca. € 23,–.
Kommentar: gut verträglicher parenteraler Impfstoff.

Handelsname: Typhim Vi®.
Hersteller: Aventis Pasteur MSD.
Inhaltsstoffe (spezifisch): Vi-Polysaccharid von Salmonella typhi 25 µg.
Kontraindikationen: akute Erkrankungen.
Altersstufe: ab vollendetem 2. Lebensjahr.
Wechselwirkungen: keine.
Dosierung/Anwendung: 1 Dosis 2 Wochen vor Beginn der Exposition, Auffrischung nach 3 Jahren.
Preis/Packungsgrößen: (3/06) ED ca. € 24,–.
Kommentar: gut verträglicher parenteraler Impfstoff.

Handelsname: Typhoral L®.
Hersteller: Chiron Vaccines Behring.
Inhaltsstoffe (spezifisch): Salmonella typhi Stamm Ty 21a Berna mindestens 2 Milliarden apathogene Lebendkeime und mindestens 5 Milliarden inaktivierte Keime.
Kontraindikationen: akute Erkrankungen, chronische Infektionen, Immundefekte.
Altersstufe: ab vollendetem 2. Lebensjahr.
Wechselwirkungen: Antibiotika, Sulfonamide, Malariamittel gefährden den Erfolg.

Dosierung/Anwendung: 1 Kapsel an den Tagen 1, 3, 5 jeweils 1 Stunde vor der Mahlzeit.

Preis/Packungsgrößen: (3/06) 3 Kapseln ca. € 25,–.

Kommentar: sinnvoller Lebendimpfstoff; Kühlkette einhalten!

Varizellen

Handelsname: Varilrix®.

Hersteller: GlaxoSmithKline.

Inhaltsstoffe (spezifisch): attenuierte Varizellen-Viren Stamm OKA, gezüchtet in Kulturen menschlicher diploider Zellen.

Kontraindikationen: akute Infektionen, Immundefekte, immunsuppressive Therapie.

Altersstufe: ab vollendetem 9. Lebensmonat.

Wechselwirkungen: keine; Abstände beachten!

Dosierung/Anwendung:
· Ab 9. Monat bis zum vollendeten 13. Lebensjahr 1 Dosis;
· ab 13 Jahren 2 Dosen im Abstand von mindestens 6 Wochen.

Preis/Packungsgrößen: (3/06) ED ca. € 55,–.

Kommentar: Gut verträglicher Impfstoff, v. a. für die Erstimmunisierung bei Kleinkindern. Kombinationsimpfstoff noch nicht verfügbar (2006).

Handelsname: VARIVAX®.

Hersteller: Aventis Pasteur MSD.

Inhaltsstoffe (spezifisch): attenuierte Varizellen-Viren Stamm OKA/Merck, gezüchtet in Kulturen menschlicher diploider Zellen.

Kontraindikationen: akute Infektionen, Immundefekte, immunsuppressive Therapie.

Altersstufe: ab vollendetem 12. Lebensmonat.

Wechselwirkungen: keine; Abstände beachten!

Dosierung/Anwendung:
· Ab 12. Monat bis zum vollendeten 13. Lebensjahr 1 Dosis;
· ab 13 Jahren 2 Dosen im Abstand von 4–8 Wochen.

Preis/Packungsgrößen: (3/06): ED ca. € 53,–, 10 Dosen ca. € 423,–.

Kommentar: Gut verträglicher Impfstoff, v.a. für die Erstimmunisierung bei Kleinkindern. Kombinationsimpfstoff noch nicht verfügbar (2006).

Diphtherie-Tetanus

Handelsname: Td-Impfstoff Mérieux®.
Hersteller: Aventis Pasteur MSD.
Komponenten:
· Tetanus-Toxoid 20 IE,
· Diphtherie-Toxoid 2 IE.
Altersstufe: ab dem vollendeten 5. Lebensjahr.
Dosierung/Anwendung: Auffrischung alle 10 Jahre bzw. entsprechend Empfehlungen.
Preis/Packungsgrößen: (3/06) ED ca. € 14,–, 10 und 20 Dosen ca. € 48,–/95,–.
Kommentar: zur Auffrischung nach erfolgter Grundimmunisierung geeignet (im Prinzip auch zur Grundimmunisierung, die aber i.d.R. mit anderen Kombinationen erfolgt).

Handelsname: Td-pur®.
Hersteller: Chiron Vaccines Behring.
Komponenten:
· Tetanus-Toxoid 20 IE,
· Diphtherie-Toxoid 2 IE.
Altersstufe: ab dem vollendeten 5. Lebensjahr.
Dosierung/Anwendung: Auffrischung alle 10 Jahre bzw. entsprechend Empfehlungen.
Preis/Packungsgrößen: (3/06) ED ca. € 14,–, 10 und 20 Dosen ca. € 53,–/97,–.
Kommentar: zur Auffrischung nach erfolgter Grundimmunisierung geeignet (im Prinzip auch zur Grundimmunisierung, die aber i.d.R. mit anderen Kombinationen erfolgt).

Handelsname: Td-Rix®.
Hersteller: GlaxoSmithKline.
Komponenten:
· Tetanus-Toxoid 20 IE,
· Diphtherie-Toxoid 2 IE.
Altersstufe: ab dem vollendeten 5. Lebensjahr.

Dosierung/Anwendung: Auffrischung alle 10 Jahre bzw. entsprechend Empfehlungen.

Preis/Packungsgrößen: (3/06) ED ca. € 14,–, 10 Dosen ca. € 55,–.

Kommentar: zur Auffrischung nach erfolgter Grundimmunisierung geeignet (im Prinzip auch zur Grundimmunisierung, die aber i.d.R. mit anderen Kombinationen erfolgt).

Diphtherie-Tetanus-Pertussis

Handelsname: Boostrix®.

Hersteller: GlaxoSmithKline.

Komponenten:
- Tetanus-Toxoid 20 IE,
- Diphtherie-Toxoid 2 IE,
- Pertussis-Toxoid 8 µg, FHA 8 µg, Pertactin 2,5 µg.

Altersstufe: ab vollendetem 4. Lebensjahr.

Dosierung/Anwendung: Auffrischung alle 10 Jahre bzw. entsprechend Empfehlungen.

Preis/Packungsgrößen: (3/06) ED ca. € 27,–, 10 Dosen ca. € 127,–.

Kommentar: zur Auffrischung nach erfolgter Grundimmunisierung geeignet.

Handelsname: Covaxis™.

Hersteller: Aventis Pasteur MSD.

Komponenten:
- Tetanus-Toxoid 20 IE,
- Diphtherie-Toxoid 2 IE,
- Pertussis-Toxoid 2,5 µg, FHA 5 µg, FIM 2 und 3 5 µg, Pertactin 3 µg

Altersstufe: ab vollendetem 10. Lebensjahr.

Dosierung/Anwendung: Auffrischung alle 10 Jahre bzw. entsprechend Empfehlungen.

Preis/Packungsgrößen: (3/06) ED ca. € 29,–.

Kommentar: zur Auffrischung nach erfolgter Grundimmunisierung geeignet.

Handelsname: Infanrix®.
Hersteller: GlaxoSmithKline.
Komponenten:
- Tetanus-Toxoid 40 IE.
- Diphtherie-Toxoid 30 IE.
- Pertussis-Toxoid 25 µg, FHA 25 µg, Pertactin 8 µg.

Altersstufe: ab vollendetem 2. Lebensmonat bis zum vollendetem 6. Lebensjahr.
Dosierung/Anwendung: zur Grundimmunisierung 3 Dosen im Abstand von jeweils mindestens 4 Wochen, Auffrischung im 2. Lebensjahr bzw. nach 1 Jahr.
Preis/Packungsgrößen: (3/06) ED ca. € 27,–, 25 Dosen ca. € 436,–,
Kommentar: Zur Grundimmunisierung von Säuglingen und Kleinkindern. In der Regel werden 5- und 6fach-Kombinationen verwendet. Besteht eine Kontraindikation gegen eine der weiteren Komponenten dieser Impfstoffe oder andere spezielle Gesichtspunkte, kann Infanrix verwendet werden.

Diphtherie-Tetanus-Polio

Handelsname: Revaxis®.
Hersteller: Aventis Pasteur MSD.
Komponenten:
- Tetanus-Toxoid 20 IE,
- Diphtherie-Toxoid 2 IE,
- inaktivierte Polioviren Typ I 40 DE, Typ II 8 DE, Typ III 32 DE.

Altersstufe: ab dem 6. Lebensjahr.
Dosierung/Anwendung: Auffrischung alle 10 Jahre bzw. entsprechend Empfehlungen.
Preis/Packungsgrößen: (3/06) ED ca. € 24,–, 10 und 20 Dosen ca. € 142,–/270,–.
Kommentar: zur Auffrischung nach erfolgter Grundimmunisierung geeignet.

Handelsname: Td-Virelon®.
Hersteller: Chiron Vaccines Behring.
Komponenten:
- Tetanus-Toxoid 20 IE,
- Diphtherie-Toxoid 2 IE,
- inaktivierte Polioviren Typ I 40 DE, Typ II 8 DE, Typ III 32 DE.

Altersstufe: ab dem 6. Lebensjahr.
Dosierung/Anwendung: 1 Dosis nach dem 6. Lebensjahr, eine im 11. bis 18. Lebensjahr, dann Auffrischung alle 10 Jahre.
Preis/Packungsgrößen: (3/06) ED ca. € 23,–, 10 und 20 Dosen ca. € 140,–/270,–.
Kommentar: zur Auffrischung nach erfolgter Grundimmunisierung geeignet.

Diphtherie-Tetanus-Pertussis-Polio

Handelsname: Boostrix Polio®.
Hersteller: GlaxoSmithKline.
Komponenten:
- Tetanus-Toxoid 20 IE,
- Diphtherie-Toxoid 2 IE,
- Pertussis-Toxoid 8 µg, FHA 8 µg, Pertactin 2,5 µg,
- inaktivierte Polioviren Typ I 40 DE, Typ II 8 DE, Typ III 32 DE.

Altersstufe: ab vollendetem 4. Lebensjahr.
Dosierung/Anwendung: Auffrischung alle 10 Jahre bzw. entsprechend Empfehlungen.
Preis/Packungsgrößen: (3/06) ED ca. € 41,–, 10 Dosen ca. € 313,–.
Kommentar: zur Auffrischung nach erfolgter Grundimmunisierung geeignet.

Handelsname: Repevax®.
Hersteller: Aventis Pasteur MSD.
Komponenten:
- Tetanus-Toxoid 20 IE,
- Diphtherie-Toxoid 2 IE,

- Pertussistoxoid 2,5 µg, FHA 5 µg, FIM 2 und 3 5 µg, Pertactin 3 µg,
- inaktivierte Polioviren Typ I 40 DE, Typ II 8 DE, Typ III 32 DE.

Altersstufe: ab vollendetem 3. Lebensjahr.

Dosierung/Anwendung: Auffrischung alle 10 Jahre bzw. entsprechend Empfehlungen.

Preis/Packungsgrößen: (3/06) ED ca. € 39,–, 10 und 20 Dosen ca. € 294,–/569,–.

Kommentar: zur Auffrischung nach erfolgter Grundimmunisierung geeignet.

Diphtherie-Tetanus-Pertussis-Polio-HiB

Handelsname: Infanrix®-IPV+HiB.

Hersteller: GlaxoSmithKline.

Komponenten:
- Tetanus-Toxoid 40 IE,
- Diphtherie-Toxoid 30 IE,
- Pertussis-Toxoid 25 µg, FHA 25 µg, Pertactin 8 µg,
- inaktivierte Polioviren Typ I 40 DE, Typ II 8 DE, Typ III 32 DE,
- Haemophilus-influenzae-Typ-B-Antigene 10 µg, konjugiert an Tetanus-Toxoid.

Altersstufe: Säuglinge und Kleinkinder ab vollendeter 6. Lebenswoche.

Dosierung/Anwendung: Zur Grundimmunisierung 3 Dosen im Abstand von jeweils mindestens 4 Wochen, Auffrischung im 2. Lebensjahr bzw. nach 1 Jahr.

Preis/Packungsgrößen: (3/06) ED ca. € 55,–, 10 und 50 Dosen ca. € 453,–/2067,–.

Kommentar: Für die Grundimmunisierung geeignet, mit zusätzlicher Impfung von Hepatitis B entspricht dies der STIKO-Empfehlung.

Handelsname: Pentavac®.

Hersteller: Aventis Pasteur MSD.

Komponenten:
- Tetanus-Toxoid 40 IE,
- Diphtherie-Toxoid 30 IE,

- Pertussis-Toxoid 25 µg, FHA 25 µg,
- inaktivierte Polioviren Typ I 40 DE, Typ II 8 DE, Typ III 32 DE,
- Haemophilus-influenzae-Typ-B-Antigene 10 µg, konjugiert an Tetanus-Toxoid.

Altersstufe: Säuglinge und Kleinkinder ab dem vollendeten 2. Lebensmonat.

Dosierung/Anwendung: Zur Grundimmunisierung 3 Dosen im Abstand von jeweils mindestens 4 Wochen, Auffrischung im 2. Lebensjahr bzw. nach 1 Jahr.

Preis/Packungsgrößen: (3/06) ED ca. € 53,–, 10 und 25 Dosen ca. € 433,–/1022,–

Kommentar: Für die Grundimmunisierung geeignet, mit zusätzlicher Impfung von Hepatitis B entspricht dies der STIKO-Empfehlung.

Diphtherie-Tetanus-Pertussis-Polio-HiB-Hepatitis B

Handelsname: Hexavac®: Zulassung ruht seit 2005 wegen zu geringer Titeranstiege bei der Hepatitis-B-Komponente. Eine Hepatitis-B-Nachimpfung bei Kindern, die mit Hexavac® immunisiert wurden, ist trotzdem derzeit nicht empfohlen.

Handelsname: Infanrix® hexa.
Hersteller: GlaxoSmithKline.
Komponenten:
- Tetanus-Toxoid 40 IE,
- Diphtherie-Toxoid 30 IE,
- Pertussis-Toxoid 25 µg, FHA 25 µg, Pertactin 8 µg,
- inaktivierte Polioviren Typ I 40 DE, Typ II 8 DE, Typ III 32 DE,
- Haemophilus-influenzae-Typ-B-Antigene 10 µg, konjugiert an Tetanus-Toxoid,
- Hepatitis-B-Oberflächenantigen 10 µg, gentechnologisch hergestellt.

Altersstufe: Säuglinge und Kleinkinder ab vollendeter 6. Lebenswoche.

Dosierung/Anwendung: Zur Grundimmunisierung 3 Dosen im Abstand von jeweils mindestens 4 Wochen, Auffrischung im 2. Lebensjahr bzw. nach 1 Jahr.

Preis/Packungsgrößen: (3/06) ED ca. € 74,–, 10, 20 und 50 Dosen ca. € 653,–/1293,–/3113,–.

Kommentar: Für die Grundimmunisierung geeignet, entspricht dies der STIKO-Empfehlung.

Masern-Mumps-Röteln

Handelsname: MMR Triplovax®.

Hersteller: Aventis Pasteur MSD.

Komponenten:
- attenuierte Masernviren, Stamm More attenuated Enders,
- attenuierte Mumpsviren, Stamm Jeryl Lynn®,
- attenuierte Rötelnviren Stamm Wistar RA 27/3.

Altersstufe: ab Beginn des 12. Lebensmonats.

Dosierung/Anwendung: 1 Dosis, Auffrischung lt. Empfehlung.

Preis/Packungsgrößen: (3/06) ED ca. € 46,–, 5 und 25 Dosen ca. € 177,–/775,–.

Kommentar: entspricht der STIKO-Empfehlung.

Handelsname: M-M-R Vax®.

Hersteller: Chiron Vaccines Behring.

Komponenten:
- attenuierte Masernviren, Stamm More attenuated Enders,
- attenuierte Mumpsviren, Stamm Jeryl Lynn®,
- attenuierte Rötelnviren Stamm Wistar RA 27/3.

Altersstufe: ab Beginn des 12. Lebensmonats.

Dosierung/Anwendung: 1 Dosis, Auffrischung lt. Empfehlung.

Preis/Packungsgrößen: (3/06): auf Anfrage.

Kommentar: entspricht der STIKO-Empfehlung.

Handelsname: Priorix®.

Hersteller: GlaxoSmithKline.

Komponenten:
- attenuierte Masernviren, Stamm Schwarz,
- attenuierte Mumpsviren, Stamm RIT 4385,
- attenuierte Rötelnviren Stamm Wistar RA 27/3.

Altersstufe: ab Beginn des 12. Lebensmonats.

Dosierung/Anwendung: eine Dosis, Auffrischung lt. Empfehlung.

Preis/Packungsgrößen: (3/06) ED ca. € 48,–, 10 und 20 Dosen ca. € 363,–/659,–.

Kommentar: entspricht der STIKO-Empfehlung.

Hepatitis A/Hepatitis B

Handelsname: Twinrix® Erwachsene.
Hersteller: GlaxoSmithKline.
Komponenten:
- inaktiviertes Hepatitis-A-Virus 720 E,
- Hepatitis-B-Antigen 20 µg.

Altersstufe: ab dem 16. Lebensjahr.
Dosierung/Anwendung:
- 3 Dosen in den Monaten 0, 1, 6,
- Kurzimpfschema in Ausnahmefällen an den Tagen 0, 7, 21 (z. B. vor Reisen).

Preis/Packungsgrößen: (3/06) ED ca. € 69,–, 10 Dosen ca. € 577,–.

Kommentar: Als Reiseimpfung sinnvoll. Die Hepatitis-A-Komponente ist nur halb so hoch wie beim Einzelimpfstoff, dafür 1 Dosis mehr bei der Grundimmunisierung.

Handelsname: Twinrix® Kinder.
Hersteller: GlaxoSmithKline.
Komponenten:
- inaktiviertes Hepatitis-A-Virus 360 E,
- Hepatitis-B-Antigen 10 µg.

Altersstufe: ab dem vollendeten 1. Lebensjahr bis zum 16. Lebensjahr.

Dosierung/Anwendung: 3 Dosen in den Monaten 0, 1, 6.

Preis/Packungsgrößen: (3/06) ED ca. € 48,–, 10 Dosen ca. € 352,–.

Kommentar: Als Reiseimpfung sinnvoll. Die Hepatitis-A-Komponente ist nur halb so hoch wie beim Einzelimpfstoff, dafür 1 Dosis mehr bei der Grundimmunisierung.

Hepatitis A/Typhus

Handelsname: Hepatyrix®.
Hersteller: GlaxoSmithKline.
Komponenten:
- inaktiviertes Hepatitis-A-Virus 1440 E,
- Vi-Polysaccharid von Salmonella typhi (Ty2-Stamm) 25 µg.

Altersstufe: ab 15 Jahren.
Dosierung/Anwendung: 1 Dosis, Auffrischung der Hepatitis-A-Komponente nach 6–12 Monaten, Auffrischung der Typhus-Komponente nach 3 Jahren.
Preis/Packungsgrößen: (3/06) ED ca. € 81,–.
Kommentar: Sinnvoller Impfstoff vor entsprechenden Reisen. Kompliziertes Auffrischungsregime.

Handelsname: ViATIM®.
Hersteller: Aventis Pasteur MSD.

Komponenten:
- inaktiviertes Hepatitis-A-Virus 160 E (herstellerspezifische Standardisierung),
- Vi-Polysaccharid von Salmonella typhi (Ty2-Stamm) 25 µg.

Altersstufe: ab dem vollendeten 16. Lebensjahr.
Dosierung/Anwendung: 1 Dosis, Auffrischung der Hepatitis-A-Komponente nach 6–12 Monaten, Auffrischung der Typhus-Komponente nach 3 Jahren.
Preis/Packungsgrößen: (3/06) ED ca. € 71,–.
Kommentar: Sinnvoller Impfstoff vor entsprechenden Reisen. Kompliziertes Auffrischungsregime.

3

Know-how des Impfens

Komponenten des Immunsystems

In den letzten Jahrzehnten sind die Kenntnisse über immunologische Vorgänge erheblich gewachsen. Trotzdem ist immer noch nicht in letzter Konsequenz verstanden, wie alle Anteile des Immunsystems ineinander greifen, wenn es darum geht, Krankheitserreger erfolgreich abzuwehren. Das „Immunsystem" erweist sich als sehr komplex, wobei zelluläre Funktionen, Entzündungsmediatoren und humorale Antikörper auf vielerlei Weise interagieren. An dieser Stelle sollen nur einige grundlegende Fakten über die immunologischen Vorgänge bei Impfungen dargestellt werden.

T-Zell-System

T-Lymphozyten sorgen für die zelluläre Immunantwort. Voraussetzung für eine Reaktion ist das Erkennen von Antigenen. Bestimmte T-Zellen sind dazu in der Lage, dies allerdings nur, wenn ihnen Antigene in geeigneter Form präsentiert werden. Befallene Zellen präsentieren Fremdantigene an ihrer Zelloberfläche nach Ankopplung an spezielle Moleküle der MHC-Klasse. Dabei werden intrazellulär entstandene Fremdantigene (z.B. Bestandteile von Viren oder intrazellulär wachsenden Bakterien) durch Moleküle der MHC-Klasse I präsentiert, extrazellulär zugeführte Fremdantigene durch Moleküle der MHC-Klasse II.

Nach der Fähigkeit auf antigenpräsentierende Moleküle der MHC-Klassen I oder II zu reagieren, unterscheidet man zwei T-Zell-Untergruppen:

- **CD4-Zellen ("Helferzellen")**: Sie erkennen von MHC-Klasse II präsentierte Antigene und produzieren in der Folge verschiedene Mediatoren (z.B. Interleukine, Interferone). Durch diese werden andere Zellen des Immunsystems aktiviert, z.B. auch B-Zellen, die zur Ausreifung und Antikörperproduktion angeregt werden.
- **CD8-Zellen (zytotoxische Zellen, "Suppressorzellen")**: Sie erkennen von MHC-Klasse I präsentierte Antigene und vermitteln die Zerstörung der präsentierenden Zellen.

B-Zellen

B-Zellen sorgen für die humorale Immunantwort, d.h., sie bilden nach Aktivierung Antikörper, die im Blut zirkulieren. Zur Antigenerkennung dienen ihnen an ihrer Oberfläche verankerte Immunglobuline. Als Antigen wirken nicht nur Fremdproteine, sondern auch Polysaccharide aus der Bakterienwand sowie prinzipiell alle Fremdstoffe, die durch Antikörper spezifisch erkannt werden können (z. B. auch Bestandteile von Nahrungsmitteln). Das Vorhandensein spezifischer Antikörper bedeutet letztlich nur, dass der Körper irgendwann Kontakt mit dem betreffenden Antigen hatte.

- Jede B-Zelle kann nur eine bestimmte Antikörper-Art bilden. Die B-Zelle erkennt „ihr" Antigen, vermehrt sich nach Aktivierung sehr schnell und bildet einen Zellklon, der spezifische Antikörper produziert.
- Nicht alle Fremdantigene aktivieren B-Zellen direkt. In vielen Fällen ist eine B-Zell-Reaktion von der Aktivierung durch T-Helferzellen abhängig. Dies betrifft v.a. Reaktionen gegen Proteine, z. B. Toxine oder Virusantigene. In diesen Fällen werden sehr hohe spezifische IgG-Titer aufgebaut, die lange persistieren und so eine dauerhafte Immunität gewährleisten.
- T-Zell-unabhängige B-Zell-Reaktionen richten sich eher gegen Polysaccharide oder andere Antigene mit einem sich musterartig wiederholenden Aufbau. Dabei werden sehr hohe IgM-Titer gebildet, sodass eine schnelle, aber nicht sehr spezifische Abwehr vorhanden ist, die aber nur eine schwach ausgebildete dauerhafte Immunität hinterlässt.

Eine Besonderheit besteht darin, dass Kinder in den ersten 2 Lebensjahren nicht oder nur unvollständig auf Polysaccharide reagieren können – daher ihre schwache oder ausbleibende Immunantwort auf manche bakteriellen Antigene (z. B. auf Pneumokokken, Meningokokken oder nicht-konjugierte Haemophilus-Antigene).

Gedächtniszellen

Bei wiederholtem Kontakt, z. B. mit viralen Antigenen, setzt die spezifische Immunantwort wesentlich schneller ein als beim ersten Kontakt, sodass beim Zweitkontakt die entsprechende Erkrankung klinisch nicht mehr zum Ausbruch kommt. Diese Reaktion wird durch das „immunologische Gedächtnis" gewährleistet. Nach einer akuten Erkrankung oder Impfung (z. B. Masern) wandeln sich einige der beteiligten B-Zellen in Gedächtniszellen um, die dauerhaft niedrige Mengen spezifischer Antikörper produzieren und bei erneutem Antigenkontakt sehr schnell aktiviert werden, der genaue Mechanismus dieser Gedächtnisfunktion ist noch nicht bekannt.

Aktive Immunisierung

Ziel einer aktiven Immunisierung ist, eine dauerhafte Immunität gegen einen bestimmten Erreger oder seine Toxine zu induzieren. Im Prinzip erfolgt die gleiche Immunreaktion wie bei der „natürlichen" Infektion. Bei Impfungen mit Toxoiden oder Kapselantigenen wird sogar eine zuverlässigere und belastungsfähigere Immunität erzeugt. Die einzelnen Impfungen unterscheiden sich bzgl. der immunologischen Mechanismen.

Lebendimpfstoffe

Impfungen mit Lebendimpfstoffen entsprechen immunologisch am ehesten der eigentlichen Infektion. Die Impferreger haben die gleichen immunologischen Eigenschaften wie die Originalerreger, sind aber so abgewandelt („attenuiert"), dass sie nicht die gleichen Erkrankungserscheinungen und Komplikationen hervorrufen.

- **Attenuierte Viren (z. B. Masern, Mumps, Röteln u. a.):** Es wird eine T-Zell-abhängige Immunantwort der B-Zellen induziert, die zu einer langdauernden und zuverlässigen Immunität führt.
- **Bakterienstämme (z. B. Typhus oral):** Es wird eine vorwiegend zelluläre Immunantwort induziert, die allerdings nicht die Zuverlässigkeit der durch virale Antigene induzierten Immunität erreicht und auch unterschiedlich lange besteht.

Tot-Impfstoffe

Tot-Impfstoffe enthalten keine lebensfähigen Erreger. Daher wird vorwiegend eine nicht-T-Zell-abhängige Immunität induziert, die bei einmaligem Kontakt nur zu einer geringen Immunantwort führt. Um ein gutes immunologisches Gedächtnis zu induzieren, sind daher meist mehrere Impfstoffgaben nötig und nach mehr oder weniger langer Zeit weitere Booster-Impfungen.

- **Toxoid (z. B. Diphtherie, Tetanus) oder gezielt ausgewähltes Antigen (Hepatitis B, azelluläre Pertussis-Vakzine):** Bei diesen Impfstoffen sucht man gezielt die Produkte oder Bestandteile des Erregers, die besonders pathogene Eigenschaften haben oder besonders gut vom Immunsystem erkannt werden, um eine möglichst zuverlässige Immunität bei möglichst wenigen Nebenwirkungen zu erreichen. Meist ist eine Grundimmunisierung aus 3 Impfstoffgaben nötig und je nach Impfstoff Auffrischungen in mehrjährigem Abstand.
- **Konjugat:** Induzieren ein Erreger bzw. seine Bestandteile nur eine unvollständige oder unsichere Immunität, kann man einige seiner Antigene an andere stärker immunogene Antikörper koppeln („konjugieren"), um so doch eine spezifische Abwehr zu induzieren. Dieses Prinzip wird z. B. bei der HiB-Impfung, bei Pneumokokken und in Zukunft auch bei weiteren bakteriellen Erregern realisiert. Beispielsweise bewirken die Kapselantigene (Polysaccharide) des HiB in den ersten Lebensjahren nur eine sehr schwache Immunantwort, sodass der Erreger die Schleimhautbarriere durchdringen und lebensgefährliche systemische Infektionen verursachen kann. Durch Kopplung der Polysaccharide z. B. an das T-Zell-aktivierende Diphtherie-Toxoid gelingt es, auch bei Kindern einen fast 100%ig zuverlässigen Schutz vor solchen invasiven Erkrankungen zu induzieren.
- **Inaktive Erreger (z. B. FSME, Tollwut):** Hier sind mehr oder weniger alle Virusbestandteile im Impfstoff enthalten, mit allen ihren antigenen Eigenschaften.

Postexpositionsprophylaxe

In einigen Situationen ist es notwendig, eine Impfung nach Erregerkontakt durchzuführen, um noch während der Inkubationszeit eine Immunantwort zu erzielen und einen Ausbruch der Erkrankung zu verhindern.

Daher gibt es verschiedene Möglichkeiten:

- Passive Immunisierung,
- aktive Immunisierung („Inkubationsimpfung"),
- simultane aktive und passive Immunisierung („Simultanimpfung"). Hier wird durch die aktive Immunisierung ein Langzeitschutz aufgebaut und die Zeit bis zu dessen Aufbau durch Gabe von vorgefertigten Antikörpern „überbrückt".

Sinnvoll bzw. notwendig ist eine Postexpositionsprophylaxe bei

- Tetanus: Simultanimpfung ☞ Tetanus,
- Tollwut: Simultanimpfung ☞ Tollwut,
- Mumps: Inkubationsimpfung ☞ Mumps,
- Varizellen: Inkubationsimpfung ☞ Varizellen,
- Hepatitis B: bei Neugeborenen oder akzidentellem Kontakt Simultanimpfung ☞ Hepatitis B,
- FSME: evtl. bei Erwachsenen passive Immunisierung ☞ FSME,
- Hepatitis A + Hepatitis A.

Impfstrategien

Eine Impfung hat das Ziel, den Ausbruch einer Infektionskrankheit zu verhindern. Dieses Ziel kann sehr unterschiedlich definiert sein, je nach Art der Infektion ist eine andere Strategie zu wählen.

- **Individueller Schutz**, z.B. bei allgemeiner Bedrohung durch eine Infektion, die sich aufgrund der Art des Erregers nicht ausrotten lässt (Beispiel: Tetanus).
- **Ausrottung eines Erregers** durch die Unterbrechung aller Infektionsketten. Dazu ist die Impfung der gesamten Bevölkerung nötig (erfolgreiches Beispiel: Pocken; derzeit in Planung: Masern und Polio). Nach Erreichen des Ziels kann die Impfung aufgegeben werden. Das Ziel der Ausrottung eines Erregers ist nur zu erreichen, wenn ein internationaler Konsens besteht und die entsprechenden Maßnahmen auch durchgesetzt werden. Eradikationsziele und -pläne werden von der WHO erarbeitet.
- **Eindämmung einer Epidemie** durch Massenimpfung aller potentiellen Kontaktpersonen (Riegelungsimpfung; Beispiel: Meningokokken-Impfung bei Epidemien in Afrika).
- **Reduzierung eines speziellen Risikos** (Beispiel: FSME-Impfung bei gefährdeten Personen).
- **Schutz vor Spätkomplikationen** (Beispiel: Hepatitis-B-Impfung soll Leberkarzinom verhindern).
- **Vermeidung eines Überträgerstatus** (Beispiel: Hepatitis-B-Impfung von Neugeborenen infektiöser Mütter).
- Ausschaltung von Risiken bei **Reisen in Endemiegebiete** (Reiseimpfungen).

Wer erstellt Empfehlungen?

Durch den Fortschritt bei der Entwicklung von Impfstoffen und durch geänderte epidemiologische Bedingungen ändern sich Impfempfehlungen für

- „Routineimpfungen",
- „Impfkalender",
- neue Impfungen,
- Streichungen von Impfungen aus dem Routineplan.

Impfempfehlungen gibt die ständige Impfkommission des Robert-Koch-Instituts (STIKO). Die STIKO besteht aus Ärzten und Fachleuten aus Kliniken, Praxen und öffentlichen Gesundheitsdiensten sowie aus Infektionsepidemiologen. Gesichtspunkte für Impfempfehlungen sind u.a.:

- Schweregrad einer Infektionskrankheit bzw. ihrer Komplikationen,
- Häufigkeit einer Infektionskrankheit bzw. ihrer Komplikationen,
- Aufbau eines individuellen Schutzes bei allgemeiner Gefährdung (z.B. Tetanus),
- Eindämmung bzw. Ausrottung einer Infektionskrankheit,
- Wirksamkeit eines Impfstoffs,
- Verträglichkeit und Komplikationsrate eines Impfstoffs, v.a. im Vergleich zur betreffenden Krankheit,
- Vergleich zwischen Impfkomplikationen und Krankheitskomplikationen,
- Kosten-Nutzen-Analyse.

Die Impfempfehlungen der STIKO werden dann i.d.R. von den Bundesländern übernommen. Die Länder haben das Recht, öffentliche Impfempfehlungen auszusprechen.

Akzeptanz von Impfungen

Seit der Einführung der ersten Impfungen (Jenner, 1796) gibt es Diskussionen unter Laien und Ärzten über Sinn und Notwendigkeit der verschiedenen Impfungen. Prophylaktische Maßnahmen haben einen anderen Stellenwert als ärztliche Intervention im Akutfall.

Die Akzeptanz von Impfungen hängt von verschiedenen Faktoren ab:

- **Alter:** Die prozentuale Impfbeteiligung ist bei Kindern relativ hoch und fällt mit zunehmendem Alter.
- **Sozialstatus:** Bei sehr niedrigem Sozialstatus werden nicht alle Kinder von Impfprogrammen erreicht, weil z.B. die Teilnahme an Vorsorgeuntersuchungen etc. schlechter ist. Bei sehr hohem Sozialstatus sinkt dagegen die Impfakzeptanz (hohes Interesse an alternativmedizinischen Theorien).

- **Bildungsniveau:** Je höher der Ausbildungsstand der Eltern bzw. Impfkandidaten, desto geringer ist die Akzeptanz von Impfungen.

Ca. 25% der Bevölkerung Deutschlands haben eine negative Einstellung zu Impfungen, ca. 40% sind indifferent, nur etwas mehr als 33% sind Impfungen gegenüber prinzipiell positiv eingestellt. Selbst Ärzte stehen nicht immer hinter den Impfempfehlungen.

Um die Impfmotivation zu verbessern, hilft nur geduldige und sachliche Aufklärung (☞ Diskussion mit Impfgegnern). Dabei können folgende Punkte angesprochen werden:

- Die Erkrankung muss als gefährlich angesehen werden („Kinderkrankheiten" gelten z.B. bei vielen als harmlos, Komplikationen sind meist nicht bekannt oder werden nicht wahrgenommen).
- Ein Erkrankungsrisiko muss tatsächlich bestehen und dargestellt werden.
- Das Fehlen einer wirksamen Therapie im Akutfall muss erläutert werden.
- Mangelhafte Kenntnisse über Entstehen und Verlauf von Infektionskrankheiten sind das größte Impfhindernis.

10 Vorschläge aus dem Robert-Koch-Institut zur Verbesserung der Impfbereitschaft

(modifiziert aus dem epidemiologischen Bulletin 28/98):
- Nationaler Konsens und konzentrierte Aktion auf Bundes-, Länder- und kommunaler Ebene zu Aufgaben und Zielen von Impfungen.
- Verbesserung der epidemiologischen Datenlage.
- Überwindung infrastruktureller Hindernisse.
- Materielle Anreize, günstigere Abrechnungsmodalitäten und bessere Impfstoff-Kostenregelungen.
- Intensivierung der impfspezifischen Aus- und Weiterbildung der Ärzte.
- Impfberatung und Impfungen sollten ein fester Bestandteil der Arzt-Patienten-Beziehung sein.

- Betriebs- und gewerbeärztliche Dienste sollten sich aktiv um das Schließen von Impflücken im Erwachsenenalter kümmern.
- Es sollten verstärkt zusätzliche Multiplikatoren gewonnen werden.
- Verbesserung der Impfmotivation der Allgemeinbevölkerung durch Massenkommunikation und Aktionstage.
- Die Impfprogramme müssen durch eine adäquate Öffentlichkeitsarbeit begleitet werden.

Passive Immunisierung

Unter passiver Immunisierung versteht man die parenterale Gabe von spezifischen Immunglobulinen, um Toxine oder Erreger zu neutralisieren. Eine passive Immunisierung wird dann vorgenommen, wenn die Gefahr einer Schädigung besteht, kein sicherer immunlogischer Schutz vorhanden ist und keine Zeit bleibt, einen solchen aufzubauen. Es handelt sich also i.d.R. um eine prophylaktische Maßnahme.

Die zugeführten Antikörper entfalten sehr schnell ihre Wirkung (bei i.m. Gabe Maximum nach 2–3 Tagen, bei i.v. Gabe sofort). Die Schutzdauer ist sehr unterschiedlich und v.a. von der Menge der zugeführten Antikörper und der Art des Antigens abhängig. Sie beträgt meist ca. 3 Monate (Halbwertszeit der Antikörper 21–28 Tage).

Die passive Immunisierung ist vergleichbar mit der „**Leihimmunität**" des Neugeborenen durch diaplazentar übertragene mütterliche Antikörper. Hier besteht ein relativ sicherer, ca. 6 Monate anhaltender Schutz gegen Viruserkrankungen, aber z.B. keine Immunität gegen Toxine (z.B. Pertussis-Toxin) und bakterielle Erreger.

Anforderungen an spezifische Immunglobuline

* Hoher Titer spezifischer IgG-Moleküle, die durch den Herstellungsprozess in ihrer Aktivität nicht beeinträchtigt sein dürfen und in ihrem Verteilungsmuster möglichst der natürlichen IgG-Subklassen-Verteilung entsprechen sollen,
* Virussicherheit,
* möglichst niedriger Gehalt anderer Immunglobuline,
* Verträglichkeit auch bei hoher Dosis.

Neben den klassischen **Indikationen** (☞ Tab. 1) kann bei weiteren klinischen Situationen die Gabe von Immunglobulinen indiziert sein:

* Antikörpermangelsituation, z.B. bei angeborenen Immundefekten oder bei HIV,
* passagere Immundefizienz, z.B. bei Verbrennungen, schweren Infektionen etc.,

- Autoimmunerkrankungen wie idiopathische Thrombozytopenie (ITP), aber auch Kawasaki-Syndrom und andere Erkrankungen.

Tab. 1 Übersicht passive Immunisierung – spezifische Immunglobuline.

Indikation	Präparat	☞
CMV	Cytoglobulin® (Bayer Vital) Cytotect® CP Biotest Gammagard® S/D (Baxter Bioscience)	CMV
Hepatitis B	Hepatect®, Hepatect® CP (Biotest) Hepatitis-B-Immunglobulin Behring	Hepatitis B
Rhesus-pos. Blutkontakt	Partobulin® (Baxter Bioscience) Rhesogam® (ZLB Behring) Rhophylac 300® (ZLB Behring/Chiron VB)	#
RSV	Synagis® (= Palivizumab, Abbott)	RSV
Tetanus	Tetagam® N (ZLB Behring) Tetanobulin® Immuno (Baxter Bioscience)	Tetanus
Tollwut	Berirab® (ZLB Behring) Tollwutglobulin Mérieux® P (Aventis Pasteur MSD)	Tollwut
Varizellen	Varicellon® (ZLB Behring) Varitect® CP (Biotest)	Varizellen

Die in den Impftabellen (☞ Tab. 2) angegebenen **Impfabstände** sollen **nicht unterschritten** werden. Vor allem der Abstand zwischen der vorletzten und letzten Impfung der Grundimmunisierung sollte ausreichend lang sein, um eine gute und dauerhafte Immunogenese zu erreichen.

Tab. 2 Impfabstände (in Tagen).

		1. Impfung			
		Tot/ Toxoid[1]	Masern- Mumps- Röteln	Vari- zellen	Gelb- fieber
2. Imp- fung	Tot/ Toxoid	0	0	0	0
	Masern- Mumps- Röteln	0	–	28 oder kombi- niert	14
	Vari- zellen	0	28 oder kombi- niert	–	14
	Gelb- fieber	0	28	28	–

[1] alle in diese Gruppe zählenden Impfstoffe können zeitlich kombiniert (aber nie gemischt!) oder in beliebigem Abstand nacheinander verwendet werden.
Orale bakterielle Impfstoffe: keine Abstände nötig.

- Es gibt keine unzulässig großen **Abstände** zwischen Impfungen. Jede Impfung gilt. Auch eine für viele Jahre unterbrochene Grundimmunisierung muss nicht neu begonnen werden (STIKO 3/97).
- Impfungen mit **Lebendimpfstoffen** unterschiedlicher Art werden entweder gleichzeitig oder im Abstand von mindestens 4 Wochen vorgenommen. Eine Impfung mit Lebendimpfstoff führt wie eine Infektion zu einer Immunantwort, die gleichzeitige immunologische Reaktion auf andere In-

fektionen oder Impfungen blockiert. Daher sind Impfungen mit Lebendimpfstoff z. B. in wöchentlichem Abstand sinnlos; die 2. Impfung wird dann erfolglos sein.
- Vor Impfungen mit **Lebendimpfstoff** sind Impfungen mit Tot-, Toxoid-, Konjugat-Impfstoffen ohne Einhaltung von Abständen möglich.
- Nach g-**Globulin** mindestens 3 Monate Abstand bis zu einer Impfung mit Lebendimpfstoff, bei sehr hoher Dosis auch länger.
- Impfungen während der **Inkubationszeit** (z. B. Mumps, Varizellen, Hepatitis B) müssen möglichst schnell nach Erregerkontakt erfolgen, um noch wirksam zu sein.
- Nach **Infekten** ist eine Karenz zur nächsten Impfung mit Lebendimpfstoff von 4 Wochen einzuhalten (nach Masern möglichst 3 Monate). Sonst besteht das Risiko, dass die Impfung keinen Effekt hat. Eine versehentliche Impfung stellt allerdings keine Gefahr dar.
- **Geringfügige** („**banale**") **Infekte** ohne fieberhafte Allgemeinreaktion stellen keine Kontraindikation für Impfungen dar (☞ Sonderfälle, Infektionen).

Impfkombinationen

Bei Grundimmunisierung (weniger bei Auffrischimpfungen) besteht eine gleichzeitige Indikation für mehrere Impfungen. Daher ist es nur folgerichtig, wenn Kombinationsimpfstoffe entwickelt und verwendet werden.
Vorteile der Kombinationsimpfstoffe sind:
- Weniger Injektionen,
- weniger Impftermine,
- dadurch bessere Akzeptanz und bessere Impfraten,
- geringere Zufuhr von Begleitstoffen und dadurch reduzierte Nebenwirkungen und Allergien,
- Kostenreduktion (ärztliche Kosten und Materialkosten fallen seltener an) und weniger Abfall,
- einfachere Vorratshaltung in der Praxis.

Nachteilig wirkt sich aus, dass die Entwicklung von Impfstoffkombinationen zeitaufwändig und teuer ist, denn auch gut geprüfte Einzelimpfstoffe können nicht einfach kombi-

Know-how des Impfens

niert werden. Eine Immunogenitätsprüfung gegen jede einzelne Komponente ist nötig.

Einige Impfstoffe sind in Kombinationen problematisch: HiB zeigt bei Kombinationen mit DTPa-IPV oder DTPa-HBV, evtl. auch anderen Kombinationen, meist eine verminderte Immunogenität. Kombinationsimpfstoffe werden daher meist mit lyophilisierter HiB-Komponente ausgeliefert, die Auflösung erfolgt erst unmittelbar vor der Injektion, sodass keine wesentliche Interaktion vorkommen kann. Bei HiB-HBV kommt dieses Problem nicht vor. Im Jahr 2005 wurde ein Sechsfachimpfstoff vom Markt genommen, weil die Hepatitis-B-Komponente zu einer geringeren Immunität geführt hat.

In der Summe muss man jedoch feststellen, dass Kombinationsimpfstoffe bei richtiger Anwendung genauso gut wirksam sind wie die Einzelkomponenten, sodass die Vorteile der Kombination eindeutig überwiegen.

Grundprinzipien

Bei Kombinationsimpfstoffen werden verschiedene Lebendimpfstoffe oder Tot- bzw. Toxoid-Impfstoffe miteinander kombiniert.

- Die Einzelkomponenten sind so dosiert, dass derselbe Schutz erreicht wird wie bei einzelnen Impfungen.
- Bei der Grundimmunisierung sind Kombinationsimpfstoffe vorzuziehen.

① **Cave:** Keine selbst hergestellten Kombinationen verwenden!

- Impfstoffe dürfen grundsätzlich nicht in einer Spritze gemischt werden, auch wenn eine solche Kombination als Fertigimpfstoff verfügbar ist. Es dürfen nur handelsübliche Kombinationsimpfstoffe verwendet werden. Existieren nur Einzelimpfstoffe, müssen diese an verschiedenen Injektionsorten appliziert werden.

Kombinationsimpfstoffe

☞ Tab. 3. Detaillierte Übersicht mit Inhalts-, Zusatzstoffen, Preisen und Beurteilungen ☞ Marktübersicht Impfstoffe, Kombinationsimpfstoffe.

Tab. 3 Kombinationsimpfstoffe (Übersicht)

Kombination	Handelsname(n)
Di-T-aP	Boostrix®, Covaxis®, Infanrix®
T-d	Td-Impfstoff Merieux®, Td-pur®, Td-Rix®
T-d-IPV	Revaxis®, Td-Virelon®
T-d-aP-IPV	Repevax®
Di-T-aP-IPV-HiB	Infanrix-IPV+Hib®, Pentavac®
Di-T-aP-IPV-HiB-HepB	Infanrix hexa® (Hexavac® aus dem Handel)
HepA-HepB	Twinrix Erwachsene®, Twinrix Kinder®
HepA-Typhus	Hepatyrix®, ViATIM®
MMR	MMR Triplovax®, M-M-Rvax®, Priorix®
aP = Pertussis (azellulär), d = Diphtherie, Di = Diphtherie, HepA = Hepatitis A, HepB = Hepatitis B, HiB = Haemophilus influenzae B, IPV = Polio, MMR = Masern-Mumps-Röteln, T = Tetanus	

Impftechnik

Impfort

Grundsätzlich alle injizierbaren Impfungen in die Pars medialis des M. deltoideus des nicht-dominanten Arms applizieren. Müssen mehrere Injektionen gleichzeitig durchgeführt werden, beide Seiten einbeziehen. Ersatzweise (bei Säuglingen, Kindern, geringer Muskelmasse) M. vastus lateralis des Oberschenkels. Nur ausnahmsweise Glutaeus benutzen (häufig versehentlich subkutane Verabreichung, schlechte Resorption).

Folgende Impfungen sollten unbedingt in die Regio deltoidea (ersatzweise M. vastus lateralis) gegeben werden (besserer Impferfolg als glutäal):

- Hepatitis B (und A),
- Rabies,
- FSME.

Injektion

- Vor Öffnen Ampulle oder Fertigspritze gut schütteln (Resuspendierung von Adsorbat-Impfstoffen) bzw. Lyophilisat auflösen.
- Impfstoff mit großlumiger Kanüle (Nr. 1, Konusfarbe gelb) aufziehen.
- Aus der Spritze Luft entfernen, erst dann die (frische!) Impfkanüle aufsetzen.
- Empfohlene Kanülen: Generell Gr. 17 (0,55 × 25 mm, lila). Nur bei sehr übergewichtigen Personen Gr. 2 (0,8 × 40 mm, grün). Für Kinder unter 2 Jahren und Frauen unter 60 kg Gewicht Gr. 18 (0,45 × 23 mm, braun).
- Spritze kurz anwärmen (dem Patienten in die Hand geben).
- Impfstelle desinfizieren, Desinfektionsmittel trocknen lassen (30 sec).
- Kanüle muss außen vollständig trocken sein (benetzender Impfstoff führt im Stichkanal zu vermehrter schmerzhafter Reaktion bis hin zu Granulomen!).

- Aspiration zum Ausschluss einer versehentlichen i.v.-Lage der Nadelspitze; langsame Injektion.
- Nach Entfernung der Kanüle gut komprimieren (kein Rücklauf von Impfstoff in den Stichkanal), Pflaster.

Dokumentation

Eigene Unterlagen

Folgende Punkte der Impfberatung sollten in der Patienten-kartei dokumentiert werden:

- **Impfstatus:** welche Grundimmunisierungen abgeschlossen, wo unvollständig, Lücken.
- **Anamnese:** akute und chronische Erkrankungen, aktuelle Medikamente, Allergien (Reaktionen auf Impfungen oder Inhaltsstoffe, z.B. Neomycin, Formaldehyd, Hühnerei-weiß), frühere Impfreaktionen oder -komplikationen. Gegebenenfalls geplante Reisen, Operationen, größere körperliche Anstrengungen.
- **Aufklärung:** Möglichst anhand eines standardisierten Merkblattes (☞ Rechtliche Grundlagen). Bei Diskussion mit dem Patienten Argumentation orientierend dokumentieren.
- Ergebnis der kurzen **Untersuchung**.
- **Verwendeter Impfstoff,** Chargen-Bezeichnung oder Klebeetikett von Impfstoffampulle.
- Falls zutreffend: Impfungen, die der Patient abgelehnt hat.

Im Impfbuch des Patienten

- Art der Impfung (international verständliche Kürzel benutzen: z.B. IPV für Polio, aP für azelluläre Pertussis, HA für Hepatitis A usw.),
- Datum der Impfung,
- Impfstoff, Dosis und Chargen-Bezeichnung (die meisten Hersteller liefern Aufkleber mit!),
- Unterschrift des Impfarztes und Stempel,
- mit Bleistift: Termine der nächsten erforderlichen Impfung(en).

Tipps und Fehlerquellen

- Aus haftungsrechtlichen Gründen sollten nicht dokumentierte, von anderen Ärzten durchgeführte Impfungen im Impfbuch nicht derart nachgetragen werden, als wären sie selber verabreicht worden (also nicht mit eigenem Stempel und Unterschrift). Liegen ältere Dokumente oder Impfkärtchen (meist Krankenhausambulanzen) vor, können Zeitpunkt und Art der Impfung im Impfbuch vermerkt werden (Vermerk: „gemäß vorliegender Impfbescheinigung").
- Werden vorgeschlagene Impfungen vom Patienten abgelehnt, dies ebenfalls mit dessen Begründung in der eigenen Kartei vermerken. Bei Ablehnung wesentlicher Impfungen ein kurzes Aufklärungsprotokoll vom Patienten unterzeichnen lassen. Vorschlag: „Ich lehne die mir vorgeschlagene ....- Impfung ab. Über die aus der Nichtdurchführung erwachsenden Risiken bin ich aufgeklärt worden. Meine Fragen wurden in zufriedenstellender Weise beantwortet." (Datum, Unterschrift).
- Eingehende, den geltenden rechtlichen Vorschriften genügende Aufklärungsblätter zu den einzelnen Impfungen sind preisgünstig erhältlich vom Deutschen Grünen Kreuz, Schuhmarkt 4, D-35037 Marburg, Fax 06421/293-170.
- Bei der Anamnese immer nach dem häuslichen Umfeld und dem Gesundheitszustand von Mitgliedern der Familie oder Lebensgemeinschaft fragen. Bei Vorliegen von *Immunmangelerkrankungen* verbietet sich die Durchführung der meisten Lebendimpfungen (Mumps, Masern, Röteln, Typhus oral, Varizellen).

Bezug und Verordnung von Impfstoffen

Bezug

Gemäß Apothekengesetz müssen seit 17.8.1994 Impfstoffe immer über eine Apotheke bezogen werden. Eine Abgabe direkt vom Hersteller ist nicht möglich.

Allerdings sind **Bestellungen** beim Hersteller möglich, der dann an die vom Bezieher gewünschte Apotheke ausliefert.

Ausnahme: Lieferung von Gelbfieberimpfstoff (Stamaril®) vom Hersteller direkt an die ermächtigten Gelbfieberimpfstellen.

Verordnung

Privatversicherte erhalten ein normales Rezept über den Impfstoff (☞ Abb. 5). Dieser wird entweder vom Patienten selbst zur Impfung mitgebracht oder durch die Apotheke unmittelbar in die Arztpraxis geliefert (sicherere Einhaltung der Kühlkette!).

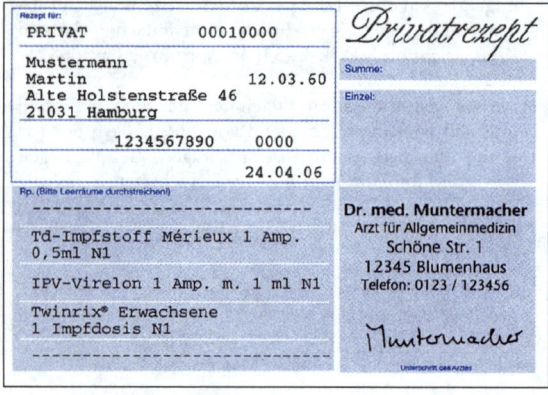

Abb. 5 Impfstoffverordnung auf Privatrezept.

In der Praxis hat sich die Bevorratung einiger (weniger) Dosen gebräuchlicher Impfstoffe (Tetanus, Td, Polio, FSME, Hepatitis A und B) für Privatpatienten bewährt, um notwendige Impfungen ohne Zeitverlust durchführen zu können. Der Patient erhält danach sein Rezept zur Bestellung und Bezahlung in der Apotheke, die den Impfstoff umgehend an die Praxis liefert, um den Vorrat wieder aufzufüllen.

Vorgehen bei gesetzlich Versicherten:

- Benutzung des Rezeptvordrucks Muster 16 (☞ Abb. 6).
- Verordnung von **aktiven** Impfstoffen immer (auch im Einzelfall) als Sprechstundenbedarf und nicht auf den Namen des Patienten.
- Kennzeichnung der Felder 8 („Impfstoff") und 9 („Sprechstundenbedarf").
- Auf dem Rezept **nur** Impfstoffe verordnen (also keine „Mischrezepte" mit anderem Sprechstundenbedarf).
- Bei häufig benötigten Impfstoffen auf wirtschaftliche Verordnungsweise (Großpackungen) achten, sonst Möglichkeit der Regressforderung von Seiten der Kassen.

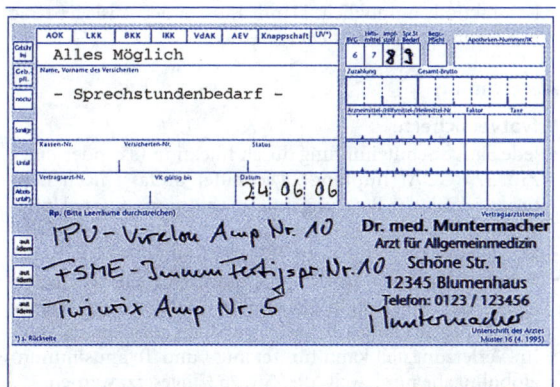

Abb. 6 Impfstoffverordnung auf Kassenrezept.

Know-how des Impfens

- Verordnung immer zu Lasten der für den Sprechstundenbedarf zuständigen Kasse (meist nächstliegende Bezirksdirektion der AOK).

Tipps und Tricks

- Bei gewissen **Sonderkostenträgern** (Sozialhilfestellen, Asylämter, Polizeidirektionen, Feuerwehr) werden die Impfstoffe entweder auf Einzelrezept mit Namensnennung (Markierung „Impfstoff") verordnet oder aus dem Sprechstundenbedarf entnommen, auf eigene Kosten von der Praxis ersetzt und der Auslagebetrag auf der KV-Abrechnung als Sachkosten geltend gemacht.
- Mit manchen Apotheken lassen sich günstige Abkommen zu Bezug und Lieferung der Impfstoffe treffen. Davon profitieren finanziell die Kassen und organisatorisch die Praxis, sofern Lieferung schnell, pünktlich und zuverlässig (Kühlkette!) erfolgt.
- Es empfiehlt sich **nicht**, Privatpatienten die Impfstoffkosten als Sachauslagen auf die Rechnung zu schreiben: Die spätere Trennung der Sachkosten von den Honorarkosten ist praktisch unmöglich. Damit müsste der Auslagebetrag wie Honorar noch versteuert werden!

Abrechnung

Privatversicherte

- Jede aktive Schutzimpfung durch Injektion (s.c. oder i.m.): Ziff. 375 GOÄ (Impfung). Die Ziffer umfasst nach Leistungslegende die Beratung und symptomorientierte Untersuchung aus Anlass der Impfung.
- Jede weitere Impfung: nach Ziff. 376 GOÄ.
- Bei zeitlich aufwändiger Impfberatung (Auslandsreisen, intensive Beratung von Impfskeptikern) Faktorsteigerung bei Ziff. 1 (Begründung z.B. außergewöhnlicher Zeitaufwand).
- Im Verletzungsfall kann für Tetanus- und Tetanusimmunglobulingabe nur jeweils die Ziff. 252 angesetzt werden.

Primär- und Ersatzkassen (EBM 2000 plus)

- Je nach KV eigene Ziffern für jede einzelne Impfung. Spezielle Ziffern für Mehrfachimpfungen beachten!
- Da keine Impfung ohne ärztliche Beratung stattfindet, immer auch die Konsultationsziffer 03 115 (Allgemeinärzte, andere Konsultationsziffer je nach Fachgebiet) in Abrechnung bringen.
- Gleichzeitige Abrechnung des Ordinationskomplexes nur möglich, wenn beim gleichen Termin auch kurative Leistungen erbracht wurden, die mit der Impfung nicht in Zusammenhang stehen (z.B. Beratung wegen Hypertonie).
- Impfungen sind **Präventivleistungen!** Sofern keine Inanspruchnahme aus kurativen Gründen erfolgt, wird die Praxisgebühr nicht fällig.
- Im Verletzungsfall ist die Tetanusprophylaxe Bestandteil des Behandlungskomplexes, d.h. die Impfung ist nicht zusätzlich abrechnungsfähig. Wird gleichzeitig jedoch auch gegen Diphtherie aufgefrischt, kann eine Impfziffer angesetzt werden (!).

Abrechnungsausschlüsse

Privatversicherte
Keine.

Primär- und Ersatzkassen
- Keine Erstattung von Impfungen anlässlich einer privaten Auslandsreise.
  Sonderregelungen einiger Primärkassen beachten, die in einzelnen KV-Bereichen auch Impfungen aus Anlass von Auslandsreisen erstatten, sofern sie aus anderen Gründen auch indiziert wären.
- Bei beruflich indizierten Impfungen (z.B. Hepatitis A bei Arbeitern in lebensmittelverarbeitenden Betrieben, Hepatitis B bei Pflege- oder ärztlichem Personal) ist grundsätzlich der Arbeitgeber kostenpflichtig.

Sonderkostenträger

Asylbewerber haben grundsätzlich Anspruch auf alle erforderlichen und gemäß STIKO empfohlenen Impfungen; insbesondere wenn keine dokumentierten Impfungen vorliegen. Hier sollte gerade bei fehlenden Impfdokumenten ein vollständiger Impfschutz durchgeführt werden!

Transport und Lagerung

Transport

Lückenlose Kühlkette muss eingehalten werden für alle Lebendimpfstoffe:
- Masern,
- Mumps,
- Röteln,
- Gelbfieber,
- Typhus oral,
- Varizellen.

Eine kurzzeitige Überschreitung der Temperatur von 8 °C schadet den übrigen Impfstoffen nicht. Längerfristige Erwärmung (> 1 Stunde, > 15 °C) führt jedoch zu Inaktivierung.

Lagerung

Alle Impfstoffe müssen bei +2 bis +8 °C gelagert werden.
- Unbedingt separater Impfstoff-Kühlschrank (auch verwendbar für Diagnostika usw.). Getränke und Lebensmittel in gesondertem Kühlschrank.
- Je nach Einstellung des Thermostaten Lagerung im mittleren Drittel oder im „Gemüsefach" (Abb. 7).
- Nie im Eisfach oder an Kühlschrankhinterwand lagern (Gefahr des Einfrierens).
- Tür so selten wie möglich öffnen.
- Kühlschrank-Thermometer mit Minimal-Maximal-Temperaturanzeige, empfehlenswert ist ein Alarm bei Über- oder Unterschreitung der Lagertemperatur. Tägliche Kontrolle durch Arzthelferin/Schwester; schriftliches Protokoll.
- Bei Nichteinhaltung der Lagertemperaturen ist die Effizienz des Impfstoffs fraglich; betroffene Dosen müssen verworfen werden.

Know-how des Impfens

165

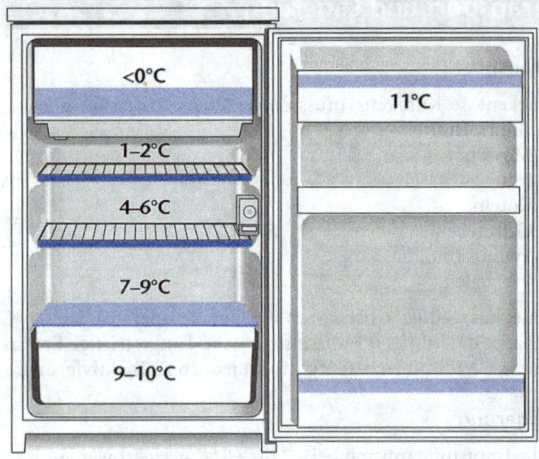

Abb. 7 Temperaturzonen im Kühlschrank. Abweichungen je nach Reglereinstellung und Typ des Kühlschranks möglich. Daher Temperaturmessung und -kontrolle immer notwendig. Impfstoffe müssen bei +2 °C bis +8 °C gelagert werden.

Tipps und Tricks

- Niemals Lagerung in der Kühlschranktür (zu warm)!
- Impfstoffpackungen mit etwas Abstand lagern, um Luftzirkulation zu ermöglichen.
- Gute Thermometer sind im Billig-Elektronikhandel für wenig Geld erhältlich.
- In Praxen/Einrichtungen mit hohem Impfaufkommen kann sich die Anschaffung eines speziellen Kühlschranks für Impfstoffe lohnen (Umluftprinzip, hochwertige Thermostate). Nur im spezialisierten Handel.
- Keine Bevorratung größerer Impfstoffmengen (Stromausfall, Kühlschrankversagen, versehentlich offen gelassene Tür).
- Adsorbat-Impfstoffe sind nach versehentlichem Einfrieren wesentlich schlechter verträglich (Verklumpung).

Rechtliche Grundlagen

Allgemeines

In Deutschland gibt es keine allgemeine Impfpflicht. Die Entscheidung über die Durchführung von Impfungen ist dem Einzelnen überlassen. Damit sollte die Initiative zur Impfung prinzipiell vom Impfling ausgehen. Dennoch besteht eine ethische (rechtlich nicht einklagbare) Verpflichtung des Arztes, den Impfstatus seiner Patienten zu erfragen, sie über Sinn und Nutzen von Impfungen aufzuklären und zu ihrem eigenen Schutz wie auch den Anderer zum Impfen zu motivieren.

- Impfungen sollen grundsätzlich in Umfang und zeitlichem Ablauf gemäß den Empfehlungen der Ständigen Impfkommission der Deutschen Ärzteschaft (STIKO) durchgeführt werden (www.rki.de). Diese sind prinzipiell unverbindlich. Die Hoheit für die Erstellung verbindlicher Impfempfehlungen liegt bei den obersten Landesgesundheitsbehörden. Praktisch wurden in den letzten Jahren von der Mehrheit der Bundesländer die STIKO-Empfehlungen übernommen. In Einzelfällen (Freistaat Sachsen) gehen die Impfempfehlungen über die der STIKO hinaus.
- Entscheidend für die Kostenübernahme (Erstattungsfähigkeit) der Impfungen durch die gesetzlichen oder privaten Kostenträger sind wiederum deren Satzungen. Auch bei öffentlich empfohlenen Impfungen kann deshalb nicht automatisch davon ausgegangen werden, dass die Kosten von der Krankenkasse oder dem privaten Versicherer übernommen werden. Für die Standardimpfungen (Impfungen im Kindesalter, Standardimpfungen für Erwachsene) stellt dies kein Problem dar, für bestimmte Indikationen (Impfungen aus beruflichen Gründen oder aus Anlass von Reisen) können sehr unterschiedliche Regelungen bestehen, die u. U. im Einzelfall bei der Krankenkasse oder dem privaten Versicherer nachgefragt werden müssen.
- Für die Kostenübernahme von Impfungen aus beruflichen Gründen ist grundsätzlich der Arbeitgeber zuständig (auch Impfungen für beruflich erforderliche Reisen). In den

STIKO-Empfehlungen ist auch detailliert festgelegt, welche Impfungen generell und welche nur unter bestimmten Bedingungen (sog. Indikationsimpfungen, z.B. Pneumokokken, Varizellen) indiziert sind. Impfungen aus Anlass von Urlaubsreisen oder aus rein privaten Gründen (persönliches Schutzbedürfnis ohne Vorliegen der STIKO-Indikationen) müssen privat in Rechnung gestellt werden.

Wer darf impfen?

Jeder voll approbierte Arzt ist zur Durchführung aller Arten von Impfungen berechtigt.

Ausnahme: Gelbfieberimpfung (ausschließlich durch staatlich autorisierte Impfstellen – Adressen und Impftermine beim zuständigen Gesundheitsamt erfragen). In vielen Bundesländern erteilen die obersten Landesgesundheitsbehörden auch Praxen oder Klinikambulanzen die Ermächtigung zur Durchführung von Gelbfieberimpfungen.

Impfungen zu Lasten der Gesetzlichen Krankenversicherung dürfen nur von Vertragsärzten verabreicht und abgerechnet werden.

Gemäß einer Empfehlung der Bundesärztekammer sollen sich alle Ärzte durch Teilnahme an einem 10-stündigen Impfkurs die Basisqualifikation zur Durchführung von Schutzimpfungen auch über die Grenzen des eigenen Fachs hinaus erwerben können. Diese Regelung ist gegenwärtig noch nicht bindend; die Qualifikationskurse werden von den Kammern jedoch angeboten. Die wiederholte Teilnahme ist jedoch unbedingt empfehlenswert.

ⓘ Aufgrund der herausragenden präventiven Bedeutung eines vollständigen Impfschutzes sollte jede Gelegenheit genutzt werden, bestehende Impflücken zu erkennen und die Patienten zur Impfung zu motivieren!

Aufklärungspflicht

An die Aufklärung werden bei Impfungen besonders hohe Anforderungen gestellt. Da grundsätzlich nur Gesunde geimpft werden (Ausnahme: postexpositionelle Tollwut-, Tetanus- und HBV-Impfungen sowie Impfungen bei HIV-Infizierten), müssen Impfgespräche immer ohne Zeitdruck geführt und dem Impfling ausreichend Zeit zur Entscheidungsfindung gegeben werden. Komplikationen und mögliche Impfschäden müssen auch dann erwähnt werden, wenn sie extrem selten auftreten (Beispiel: Guillain-Barré-Syndrom bei FSME- oder Tetanus-Impfung).

Einschränkungen der Aufklärungsverpflichtungen können nur dann gelten, wenn eine Impfung unverzüglich durchgeführt werden muss (postexpositionelle Impfungen, s.o.)

Umfang der Aufklärung:

- Art und Risiken der Erkrankung, gegen die geimpft werden soll, sowie Behandlungsmöglichkeiten,
- Sinn und Wirkungsweise der Impfung, Umfang und Dauer des Impfschutzes, Bedeutung der Impfung für das Individuum und ggf. auch für die Gemeinschaft,
- Ablauf der Impfung, Angabe der Termine für Auffrischungen,
- mögliche Impfreaktionen (z.B. Schmerzen am Injektionsort, leichtes Fieber, Gliederschmerzen, Exanthem nach Masern-Impfung),
- Verhalten in den Tagen nach der Impfung,
- eventuelle Kontraindikationen,
- mögliche (auch seltene) Impfkomplikationen und -schäden und Verhalten bei Auftreten derselben.

Die erfolgte Aufklärung muss in den Behandlungsunterlagen dokumentiert werden. Schriftliche Aufklärungsdokumente (selbsterstellte Info-Blätter oder die Merkblätter des Deutschen Grünen Kreuzes) sollten zur Vorbereitung des Impfgesprächs verwendet werden. Immer muss dem Impfling jedoch die Möglichkeit eines Impfgesprächs geboten werden. Ausführlichere Erläuterungen in besonderen Situationen (spezielle Impfungen, Impfkritiker) sollte der Impfarzt zum eigenen Schutz zusätzlich (stichwortartig, aber vollständig) dokumentieren.

Bei Impfungen mit Impfstoffen, die in Deutschland nicht zugelassen sind (z.B. Japan-Enzephalitis), muss auf die fehlende Zulassung und damit den fehlenden staatlichen Schutz bei Impfkomplikationen hingewiesen werden.

Know-how des Impfens

Haftung

Eine **Impfkomplikation** ist eine therapiebedürftige Erkrankung, die nachweislich oder sehr wahrscheinlich durch die Impfung verursacht wurde. Ein **Impfschaden** ist eine bleibende Erkrankung oder Behinderung, die nachweislich oder sehr wahrscheinlich durch die Impfung verursacht wurde (☞ Impfreaktionen und Impfkomplikationen).

- Jede Impfkomplikation und jeder Impfschaden sowie der dringende Verdacht darauf müssen gemäß Infektionsschutz-Gesetz (IfSG) dem zuständigen Gesundheitsamt, der Arzneimittelkommission der Deutschen Ärzteschaft und dem zuständigen Versorgungsamt gemeldet werden (formlos).
- Bei anerkannten Impfkomplikationen und -schäden erfolgen Behandlung, ggf. Rehabilitation und/oder Berentung auf Kosten des Versorgungsamtes. Schmerzensgeldansprüche bestehen nicht.
- Bei grob fahrlässigem Verhalten seitens des Impfarztes (z.B. unterlassene oder fehlerhafte Desinfektion, versehentliche i.v.-Injektion des Impfstoffs, unterlassene oder lückenhafte Aufklärung), kann dieser schadensersatz- und schmerzensgeldpflichtig gemacht werden.
- Liegt die Verursachung nachweislich bei der Herstellung oder in der Art des Impfstoffs, tritt der Hersteller im Rahmen der Produkthaftung ein.

Impfreaktionen und Impfkomplikationen

In diesem Kapitel sind **allgemeine** Impfnebenwirkungen und -komplikationen zusammengefasst. Für einen bestimmten Impfstoff typische Komplikationen sind im entsprechenden Impfkapitel beschrieben. Zu den rechtlichen Fragen ☞ Rechtliche Grundlagen.

Da Impfungen freiwillige präventive Maßnahmen sind, werden Nebenwirkungen oder Komplikationen besonders ernst genommen. Auch weil Impfungen eher unangenehme Maßnahmen sind, werden sie von vielen Menschen mit Argwohn betrachtet. Hinzu kommt eine sehr verbreitete Anti-Impf-Propaganda. Daher ist es nicht verwunderlich, dass alle möglichen Erkrankungen und Befindlichkeitsstörungen mit Impfungen in Verbindung gebracht werden.

Definitionen

- **Impfreaktion bzw. Impfnebenwirkung:** harmlose Beschwerden durch die normale Immunantwort. Diese sind relativ häufig (Prozentbereich) und ohne Folgen (Beispiel: Lokalreaktion nach Toxoid-Impfung).
- Impfkomplikation:
  - **vorübergehend:** therapiebedürftige Erkrankung durch eine Impfung, relativ selten (Promillebereich oder seltener), ohne Folgen (z. B. Abszess bei BCG-Impfung).
  - **dauerhaft:** therapiebedürftige Erkrankung durch eine Impfung mit Spätfolgen, sehr selten (z. B. Osteomyelitis mit Zerstörung der Epiphysenfuge nach BCG oder Impfpoliomyelitis nach OPV).

Was ist ein Impfschaden?

Laut § 60 ff. Infektionsschutzgesetz ist ein Impfschaden „ein über das übliche Ausmaß einer Impfreaktion hinausgehender Gesundheitsschaden. Ein Impfschaden liegt auch vor, wenn mit lebenden Erregern geimpft wurde und eine andere als die geimpfte Person durch diese Erreger einen Gesundheitsschaden erleidet."

„Zur Anerkennung eines Gesundheitsschadens als Folge einer Impfung genügt die Wahrscheinlichkeit des ursächlichen Zusammenhangs. Wenn diese Wahrscheinlichkeit nur deshalb nicht gegeben ist, weil über die Ursache des festgestellten Leidens in der medizinischen Wissenschaft Ungewissheit besteht, kann mit Zustimmung der für die Kriegsopferversorgung zuständigen obersten Landesbehörde der Gesundheitsschaden als Folge einer Impfung anerkannt werden."

In der juristischen Definition wird der Impfschaden vergleichsweise weit gefasst und somit sind auch Zweifelsfälle anerkennungsfähig. Dies wird nicht selten dahingehend fehlinterpretiert, als vom juristischen und medizinischen Laien der Rückschluss gezogen wird, dass die Anerkennung eines Impfschadens durch die Behörde auch den Kausalzusammenhang zwischen Impfung und Schaden zweifelsfrei beweist.

Stellt sich die Frage nach einer Impfkomplikation, muss zunächst geklärt werden, ob die fragliche Reaktion überhaupt mit einer Impfung in Zusammenhang stehen kann.

- Kausaler Zusammenhang bzw. Symptomatik: typischer oder denkbarer Zusammenhang?
- Sachgerechte Verabreichung eines einwandfreien Impfstoffs oder Fehler bei Impfstoff bzw. Verabreichung?
- Zeitlicher Zusammenhang: Passt der zeitliche Abstand zu einer Impfreaktion?
- Typische Zeitabstände:
  - **Tot-Impfstoffe**: 6–48 Stunden nach Impfung treten praktisch alle relevanten Symptome auf (Lokalsymptome, Fieber etc.).
  - **Lebendimpfstoffe**: Je nach Erreger und Art der Reaktion unterschiedlich.

Umgang mit Impfschäden bzw. -komplikationen

- **Schadensbegrenzung:** An erster Stelle steht der medizinisch korrekte Umgang mit Komplikationen. Notwendige oder sinnvolle therapeutische Maßnahmen sofort einleiten, um den Schaden aufzuheben oder zu begrenzen, so weit möglich.

- **Dokumentation:** Jede Impfung ist ausreichend zu dokumentieren (Datum, Zeit, Impfstoff, Chargennummer, Dosis).
  - Besondere Umstände (Notfallimpfung trotz Infekt, Gründe für Terminabweichungen etc.) sollten stichwortartig dokumentiert sein.
  - Bei Indikationsimpfungen ist besonders wichtig, dass das Aufklärungsgespräch dokumentiert ist. Finden sich hier Lücken, hat man als Arzt von vorneherein einen schlechten Stand und befindet sich juristisch in der Defensive, denn man muss dann ohne entsprechende Unterlagen sein kunstgerechtes und sorgfältiges Vorgehen beweisen. Die Aufklärungs- und Dokumentationspflicht wird von juristischer Seite oft höher bewertet als z. B. ein Kunstfehler durch (einfache) Fahrlässigkeit.
  - Sind Komplikationen aufgetreten, sollte zusätzlich festgehalten werden: besondere Umstände der Impfung, die daran beteiligten Personen, ggf. Zeugen, ferner auch die ergriffenen Maßnahmen.
  - Wenn möglich, sollte Material asserviert werden, v. a. bei Lebendimpfungen. So kann z. B. bei einer Impfenzephalitis der Impferreger mit entsprechender Methodik zweifelsfrei aus dem Liquor identifiziert werden.
- **Aufklärung** der Patienten: Die Patienten, bei Kindern die Eltern, sollten über eine eingetretene Impfkomplikation in offener Weise informiert werden. Zurückhalten der Information zerstört Vertrauen! (Die Wahrheit kommt meist sowieso ans Licht.)
- **Information:** Prinzipiell Meldepflicht bei Impfkomplikation, Impfschaden sowie Verdacht darauf (☞ Rechtliche Grundlagen). Darüber hinaus frühzeitige Information an Paul-Ehrlich-Institut und Impfstoffhersteller empfohlen. Dies kann helfen, Schäden zu begrenzen und zu einer besseren Beurteilung der Sachlage zu kommen.
- **Juristischer Umgang:** Da letztlich die Bundesländer Empfehlungen für den Impfplan aussprechen, sind sie auch für die Regelung von Impfschäden zuständig.
  - Bei den empfohlenen Impfungen tritt das jeweilige Bundesland für die Folgen ein, wenn keine grobe Fahrlässig-

keit des impfenden Arztes vorliegt. Der Geschädigte muss beim Sozialgericht auf Feststellung eines Impfschadens klagen. Es erfolgt dann eine externe Begutachtung.

– Bei Schäden durch Indikationsimpfungen haftet der impfende Arzt, auch wenn er nicht fahrlässig gehandelt hat und der Impfschaden schicksalhaft eingetreten ist. Um sich diesem Haftungsrisiko nicht auszusetzen, muss man eine entsprechende vorherige Aufklärung über typische Impfrisiken aufweisen.

– Ähnliches gilt, wenn in Deutschland nicht zugelassene Impfstoffe für Routineimpfungen verwendet werden; z. B. Schweizer HDC-Vakzine für MMR-Impfung bei Ei-Allergie. Dieser Impfstoff ist in Deutschland nicht zertifiziert, sodass trotz Impfempfehlung eine solche Impfung ohne gesonderte Aufklärung juristisch rein zu Lasten des impfenden Arztes geht! (Vorschlag für gesonderte Aufklärung im Einverständnisformular ☞ Abb. 8)

Impfkomplikationen

Nach Impfungen können unterschiedliche Arten von pathologischen Reaktionen vorkommen, die sich grundsätzlich unterscheiden lassen:

- Lokalreaktionen an der Impfstelle,
- schnell eintretende Allgemeinreaktionen,
- verzögert eintretende Allgemeinreaktionen,
- allergische und pseudoallergische Reaktionen,
- neurologische Reaktionen,
- (Todesfälle),
- (Auslösung von chronischen Krankheiten).

Darüber hinaus gibt es je nach Impfstoff spezielle Reaktionen und Komplikationen, die bei den einzelnen Impfungen erwähnt sind.

Dr. med. Muntermacher
Arzt für Allgemeinmedizin
Schöne Str. 1
12345 Blumenhaus
Telefon: 0123 / 123456

Einverständniserklärung und Entbindung von der Haftung im Falle unerwarteter Wirkungen

Ich, der/die Unterzeichnende, möchte mich nach eingehender Beratung mit dem Präparat ....

gegen...impfen lassen.

Mein Arzt hat mich über die bekannten Impfreaktionen und möglichen Komplikationen aufgeklärt. Dabei handelt es sich um:

....

....

....

....

Meine Fragen wurden in für mich verständlicher Form und vollständig beantwortet.

Mir ist bekannt, dass der oben genannte Impfstoff zwar in anderen Ländern, aber bisher nicht in Deutschland zugelassen ist. Deshalb entbinde ich meinen behandelnden Arzt ausdrücklich von aller Verantwortung und möglichen Haftungsansprüchen, die aus der Anwendung des Impfstoffs entstehen können, insbesondere aufgrund bisher nicht bekannter Nebenwirkungen oder des noch nicht vollständig bekannten Umfangs und Dauer des Impfschutzes.

Blumenhaus, den.....................

....
(Unterschrift Patient)   *Unterschrift Arzt*

Abb. 8 Vorschlag für Aufklärung und Einverständnis bei Impfstoffen, die in Deutschland nicht zugelassen sind.

Lokalreaktion an der Impfstelle

An der Impfstelle können verschiedenartige Reaktionen ablaufen:

- **Fremdkörperreaktion** auf Adsorbat-Impfstoffe v.a. bei versehentlich subkutaner statt intramuskulärer Injektion bzw. bei Rücklauf im Stichkanal sind relativ häufig. Beginn nach ca. 1 Tag, Dauer mehrere Tage. Diese Reaktionen sind oft sehr ausgedehnt und schmerzhaft. Ggf. Analgetika und Kühlung, sonst keine Therapie.
- **Immunreaktion auf das Impfantigen**. Dabei bilden sich lokale Immunkomplexe. Meist bei Wiederholungsimpfungen, kaum bei Lebendimpfstoffen. Beginn nach 12–24 Stunden, meist über 1–2 Tage.
- **Kontaktallergie** bzw. subkutan ablaufende Typ-IV-Allergie auf Konservierungsstoffe oder andere Hilfsstoffe ist eher selten, beginnt nach 2 Tagen, dauert ≤ 1 Woche.
- **Allergien** vom verzögerten Typ treten eher lokal als systemisch auf. Sie sind prinzipiell denkbar als Reaktion auf Desinfektionsmittel, Adsorbanzien oder andere Bestandteile des Impfstoffs. Weiteres s. u.
- **Abszesse** durch bakterielle Verunreinigung sind sehr selten.
- **Hautembolien** durch versehentliche Gabe eines Impfstoffs in kleine Arteriolen sind ebenfalls selten. Eine Nekrosenbildung ist kaum zu erwarten.

> **Tipp**
> Der häufigste Fehler ist die Deutung einer Fremdkörper- oder Immunkomplexreaktion als Abszess!

Generalisierte Reaktionen

Allgemeinreaktionen auf Impfungen können sehr unterschiedliche Ursachen haben. Die meisten dieser Reaktionen sind harmlos und bedürfen keiner speziellen Therapie. Eine wichtige Unterscheidung ist der Zeitpunkt des Auftretens.

Schnell eintretende Allgemeinreaktionen:

- **Vasovagale Reaktionen** (Kollaps) sind mit Abstand am häufigsten, v. a. bei älteren Kindern, Jugendlichen und Erwachsenen.
  Klinik: Schwindel, Übelkeit, „schwarz vor den Augen" bis zur Bewusstlosigkeit, evtl. Blutdruckabfall, Tachykardie. Zwei Drittel dieser Episoden treten innerhalb von 5 Minuten nach der Impfung auf, 90% innerhalb von 15 Minuten.
  Oft sind bei anderen medizinischen Maßnahmen, v. a. Blutentnahmen und Injektionen, gleichartige Reaktionen schon anamnestisch bekannt. In solchen Fällen sollte die Injektion im Liegen vorgenommen und ggf. einige Minuten der Blutdruck gemessen werden. Es empfiehlt sich, in solchen Fällen *vor* der Impfung im Rahmen des Aufklärungsgespräches eine Überwachungszeit von z. B. 20–30 Minuten zu vereinbaren.
- **Anaphylaxie**: Innerhalb weniger Minuten bis max. 1 Stunde eintretend. Es handelt sich um eine allergische Reaktion auf ein Impfantigen oder einen anderen Bestandteil des Impfstoffs. Allergisch ausgelöste Anaphylaxien auf Impfstoffe sind höchst selten.
  Klinik: Angst, Unruhezustand, Wärmegefühl, generalisierte Urtikaria und/oder Quincke-Ödem, Dyspnoe/Asthma, Blutdruckabfall und Tachykardie bis zu Herz-/Atemstillstand. Weiteres s. u.
- **Anaphylaktoide Reaktionen**: Klinisch von der allergischen Anaphylaxie nicht zu unterscheiden, daher auch häufig verwechselt. Anaphylaktoide Reaktionen können unspezifisch bedingt sein bzw. auf einer versehentlichen intravasalen Injektion beruhen, und zwar sowohl bei Lebendimpfungen (bei MMR eventuell etwas häufiger) als auch bei Tot-/Toxoid-Impfstoffen.

Verzögert eintretende Allgemeinreaktionen:

- **Fieber** kann je nach Art der Impfung in sehr unterschiedlicher Frequenz auftreten. Generell zeigt eine fieberhafte Reaktion nur an, dass es zu einer Immunreaktion gekommen ist. Sehr hohes Fieber wurde nach der Pertussis-Ganzkeimvakzine beobachtet. Bei zu häufiger Impfung mit Toxoid-Impfstoffen kann ebenfalls gehäuft Fieber auftreten. Bei Lebendimpfstoffen kann es nach der „Inkubationszeit" zu meist leichteren Fieberschüben kommen. Bei fieberhaften Reaktionen muss immer daran gedacht werden, dass das Fieber auch eine andere Ursache haben kann, daher ggf. gründliche Anamnese und Untersuchung. Bei Kindern mit Fieberkrämpfen sollte impfungsbedingtes Fieber medikamentös gesenkt werden. Ansonsten ist meist keine Therapie nötig.

- **Exantheme** (Sofortreaktion s.o.): Tritt einige Tage nach Impfung ein Exanthem auf, ist eine allergische Reaktion eher unwahrscheinlich. Bei Masern- und Röteln-Impfungen kann ein „physiologisches" Impfexanthem beobachtet werden. Bei allen anderen Impfungen ist eher nach anderen Ursachen zu suchen, z.B. zufällig gleichzeitig ablaufende exanthematische Erkrankungen oder unspezifische (oder allergische) Reaktionen auf Medikamente, Nahrungsmittel etc.
- **Arthritis:** Nach Röteln-Impfung kann besonders bei Erwachsenen eine teils sogar chronisch verlaufende Arthritis ausgelöst werden (5–15%). Meist treten die Symptome zwischen in der 2. und 3. Woche nach der Impfung auf. Nach Hepatitis-B-Impfungen sind selten Arthritiden beschrieben, nach anderen Impfungen sehr selten, sodass der ursächliche Zusammenhang fraglich ist.
- **Vaskulitis** und **Thrombozytopenie** können in zeitlichem Zusammenhang mit Impfungen auftreten. Am ehesten scheint ein unspezifischer Auslösemechanismus wie auch bei Infektionen vorzuliegen, also nicht eine spezifische Impfkomplikation. Eine exakte Abklärung auch anderer möglicher Ursachen sollte erfolgen. Ob eine klassische idiopathische thrombozytopenische Purpura (ITP) durch Impfungen ausgelöst werden kann, ist fraglich. Es gibt einzelne Berichte, bei denen aber nicht zweifelsfrei geklärt ist, ob nicht ein zum Zeitpunkt der Impfung ablaufender Virusinfekt die eigentliche Ursache war.
- Ein **Erythema exsudativum multiforme** als Impffolge wird vereinzelt beschrieben.

Allergische und pseudoallergische Reaktionen

Impfstoffe enthalten verschiedene Komponenten, die selten zu allergischen oder pseudoallergischen Reaktionen führen können (☞ Sonderfälle).

Definitionen:

- **Allergie:** spezifische IgE-vermittelte Reaktion auf ein definiertes Antigen (vorheriger Kontakt mit Sensibilisierung nötig, Typ-I-Allergie).
- **Pseudoallergie:** unspezifische Aktivierung des Immunsystems mit klinisch ähnlicher Reaktion wie bei Allergie. Kein Vorkontakt notwendig.
- **Kontaktallergie:** verzögerte zellvermittelte Reaktion auf spezifischen Auslöser (Typ-IV-Reaktion, „Tuberkulintyp").

Antigene in Impfstoffen:

- **Impfantigen** (eigentlicher Inhaltsstoff): Es sind bisher keine eindeutigen Berichte über allergische Reaktionen auf das eigentliche Impfantigen bekannt. Weder Viren bei Lebendimpfungen noch Toxoide oder inaktivierte Erregerbestandteile lösen Allergien aus. Theoretisch sind Allergien auf jedes Fremdprotein denkbar. Extrem seltene Einzelfälle wurden beschrieben, jedoch nicht exakt genug dokumentiert.
- **Kulturmedien:** Zu Hühnerproteinen und Allergie (☞ Sonderfälle). Andere Kulturmedien wie Proteinreste aus Hefezellen (bei gentechnologisch hergestelltem HBV-Impfstoff), Kälberserum-Gelatine aus tierischem Kollagen etc. sind zwar als Allergieauslöser bei entsprechend sensibilisierten Personen denkbar, bei den extrem geringen Mengen mit Ausnahme des Gelatins von geringer Bedeutung.
- **Antibiotika** (Amphotericin B, Framycetin, Kanamycin, Neomycin, Polymyxin B, Streptomycin) sind in einigen Impfstoffen in Spuren enthalten, weil sie in den Kulturmedien vor bakterieller Überwucherung schützen sollen. Wegen der geringen Menge und der Art der verwendeten Antibiotika sind allergische Reaktionen extrem selten. Patienten mit Allergien gegen gängige Antibiotika (Penicilline, Cephalosporine) können i.d.R. bedenkenlos geimpft werden.

- **Formaldehyd**, Thiocyanat, Bernsteinsäure spielen keine praktische Rolle, da die Mengen extrem gering sind und sogar den im eigenen Stoffwechsel produzierten Mengen entsprechen.
- **Phenol** könnte theoretisch eine Kontaktallergie auslösen (Cholera- und Pneumokokken-Impfstoff), was aber praktisch nie beobachtet wird.
- **Humanalbumin** und verwandte Substanzen spielen als Allergieauslöser keine Rolle. Anaphylaktoide Reaktionen können bei großen Mengen vorkommen, kaum jedoch bei den in Impfstoffen enthaltenen geringen Spuren.
- **Timerfonat oder Thiomersal** und andere organische Quecksilberverbindungen können sowohl Sofortreaktionen als auch Kontaktallergien auslösen. Allergien auf diese Bestandteile werden relativ häufig vermutet, lassen sich bei der Austestung dann aber meist nicht bestätigen. Bei exakter i.m. Gabe von Impfstoffen mit diesen Konservierungsmitteln sind allergische Reaktionen extrem selten anzunehmen. Benzalkoniumchlorid und andere Konservierungsstoffe spielen allergologisch keine wesentliche Rolle.
- **Aluminiumhydroxid** und andere Adsorbanzien können keine allergischen Reaktionen auslösen, aber bei unsachgemäßer Injektion eventuell Fremdkörpergranulome.

Zusammenfassung:
- Allergische Reaktionen auf Bestandteile von Impfstoffen sind äußerst selten, wenn man die große Anzahl von Impfdosen berücksichtigt.
- Die meisten als allergisch gedeuteten Reaktionen haben eine andere, nicht immunologisch begründete Ursache.

Neurologische Komplikationen
Symptome des ZNS werden besonders häufig als Impfschaden angesehen. Bei neurologischen Symptomen ist daher besonders sorgfältig zwischen mehreren Möglichkeiten bzw. Mechanismen zu unterscheiden:
- Zufällige Koinzidenz mit der Impfung (Epilepsie),
- neurologische Symptome als Folge einer Allgemeinreaktion (Fieberkrampf),

- Triggerfunktion der Impfung für die Manifestation einer vorbestehenden oder genetisch determinierten neurologischen Erkrankung,
- direkte pathologische Wirkung des Impfstoffs auf das Nervensystem (z.B. Schädigung bei der Injektion; Enzephalitis).

Krampfanfälle: Krämpfe können besonders bei hochfieberhaften Impfreaktionen auftreten, zumal wenn Fieberkrämpfe vorausgegangen sind. Spezifisch durch bestimmte Impfstoffe ausgelöste Krampfanfälle stellen eine Rarität dar. Treten Krampfanfälle in engem zeitlichen Zusammenhang mit einer Impfung auf, sollte an folgende Möglichkeiten gedacht werden:
- Manifestation einer Epilepsie (Auslösung eines Krampfanfalls durch die Immunreaktion der Impfung).
- Zufälliges Zusammentreffen.
- Neurodegenerative Erkrankungen werden häufig im späteren Säuglingsalter erstmalig anhand der Symptomatik (Entwicklungsstillstand, Rückschritte, neurologische Symptome) festgestellt.
- Hirnfehlbildungen wie z.B. Balkenmangel, Lissenzephalie etc. führen nicht selten im „Impfalter" zu den ersten deutlichen Symptomen.
- Tumoren.

Enzephalitis: Diese schwere Komplikation wird v.a. nach Impfungen mit Lebendimpfstoff beobachtet. Enzephalitiden durch Impfungen sind sehr selten und in allen Fällen seltener als durch die entsprechenden Erkrankungen.
- Am häufigsten können Enzephalitiden nach *Masern-Impfung* auftreten (weniger als 1 : 1 Mio.).
- Bei der früheren *Pocken-Impfung* war die Häufigkeit mit 0,3–1 : 10 000 nennenswert.
- Bei der *Pertussis-Impfung* wurde jahrelang die impfbedingte Enzephalitis falsch zu hoch angegeben. Die meisten anerkannten Impfenzephalitiden durch Pertussis-Impfung hatten bei Nachbegutachtung andere Ursachen (genetische Stoffwechseldefekte bzw. neurodegenerative Erkrankun-

gen, andere morphologisch eindeutig zuzuordnende Hirn-erkrankungen).
- Bei Verdacht auf eine impfbedingte *Enzephalitis* bzw. nach-folgende *infantile Zerebralparese (ICP)* muss eine ausführli-che Ausschlussdiagnostik vorgenommen werden, um die meist anderen Ursachen zu identifizieren. Gelegentlich kann es vorkommen, dass eine hirnorganische Erkrankung im zeitlichen Zusammenhang mit einer Impfung manifest wird oder dass eine Impfung mit Lebendimpfstoff die Erst-manifestation etwas beschleunigt.
- Bei **begründetem Verdacht** auf eine impfbedingte Enze-phalitis sollte entsprechendes Material (Liquor) mit dem Hinweis auf den Impfstoff eingesandt werden, um für die Beweisführung und zur Differentialdiagnose Impfviren nachzuweisen.

Guillain-Barré-Syndrom (GBS): Ein GBS 1–3 Wochen nach Impfung ist prinzipiell möglich, bei mehr als 4–6 Wochen Abstand ist kein Zusammenhang anzunehmen.
- Das GBS wird eher durch Infekte ausgelöst.
- Nur einzelne wenige Fälle nach Impfungen (z.B. Influenza-Impfung) sind belegt, sodass der Zusammenhang nur ver-mutet werden sollte, wenn der zeitliche Abstand passt und andere Ursachen mit Sicherheit ausgeschlossen sind.

Neuritiden: Nervenerkrankungen wie z.B. Fazialisparese sind meist durch andere Infektionen bedingt, z.B. Borreliose.
- Impfbedingte Neuritiden gelten als absolute Rarität.
- Ein Zusammenhang mit SIDS (sudden infant death syn-drome, plötzlicher Kindstod) bzw. ALTE (acute life-threa-tening event) besteht nach bisheriger Kenntnis nicht. Diese Ereignisse kommen in zeitlichem Zusammenhang mit den planmäßigen Impfungen nicht gehäuft vor, sodass ein zu-fälliges Zusammentreffen anzunehmen ist.

Schäden an peripheren Nerven durch Injektionen: Sie sind nicht sehr häufig und kommen bei Impfungen genauso oft vor wie bei anderen Injektionen. Relativ am häufigsten sind Ischiadicus-Läsionen infolge unsachgemäßer intraglutäaler Impfung.

Schäden können unmittelbar nach der Injektion mit und ohne Schmerzen auftreten, aber auch mit zeitlicher Latenz, dann wohl durch die impfbedingte Immunreaktion mit lokaler Schwellung.

Todesfälle

Nach Einführung der Sechsfachimpfstoffe wurden in Deutschland 5 Todesfälle in engem zeitlichen Zusammenhang mit der Impfung beschrieben. Bei der weiteren statistischen Beobachtung ließ sich dieser Zusammenhang aber nicht dauerhaft beobachten, sodass es sich um akzidentelle Todesfälle durch SIDS oder andere „natürliche" Ereignisse gehandelt hat, die zufällig im zeitlichen Zusammenhang mit der Impfung stattfanden.

Auslösung von chronischen Krankheiten

Es gibt bisher keine Hinweise, dass chronische Krankheiten durch Impfungen ausgelöst werden. Immer wieder werden Zusammenhänge „beobachtet", ohne dass sich zunächst eindeutig erkennen lässt, ob es sich um eine zufällige Häufung oder ein kausales Ereignis handelt. Bei genauer Überprüfung genügend großer Fallzahlen sind diese Zusammenhänge i.d.R. nicht reproduzierbar vorhanden. Beispiele aus den letzten Jahren sind:

- **Multiple Sklerose (MS):** Vor allem aus Frankreich stammen Berichte bzw. Vermutungen, dass die Hepatitis-B-Impfung eine MS auslösen kann. Dieser Zusammenhang wurde diskutiert, nachdem man eine Verwandtschaft zwischen dem Myelin des Kaninchens und der Hepatitis-B-Polymerase entdeckt hatte. Das menschliche Myelin unterscheidet sich aber immunologisch sehr von dem des Kaninchens, sodass hier keine immunologisch begründeten Schlussfolgerungen gezogen werden können. Es gibt keine eindeutigen Hinweise, dass eine Auslösung oder Aktivierung einer MS durch Impfungen möglich ist, insbesondere auch nicht durch Hepatitis-B-Impfung. Früher wurde ein Zusammenhang zwischen Influenza-Impfung und MS diskutiert, was aber durch eine Doppelblindstudie eindeutig widerlegt ist.

- **Diabetes mellitus:** Die Zunahme des Diabetes mellitus Typ 1 wurde in Zusammenhang mit der HiB-Impfung gebracht. Einige statistische Daten aus Finnland lassen einen solchen Zusammenhang vermuten, wobei die finnischen Epidemiologen selbst diesen Schluss nicht ziehen. Aus anderen Ländern liegen keine solchen Meldungen vor. Insofern kann derzeit (Anfang 2000) noch keine zuverlässige Stellungnahme erfolgen.

  Der früher vermutete Zusammenhang zwischen Mumps-Impfung und Diabetes mellitus hat sich als statistischer Fehler erwiesen. Eine kausal bedingte Diabetes-Auslösung besteht nicht, auch nicht bei Impfung von Jugendlichen.
- **Tumoren:** Frühere Polio-Impfstoffe (IPV, von 1955–1963 verwendet) enthielten das SV40-Virus, das bei einigen Tieren Tumoren auslösen kann. Beim Menschen sind aber bisher keine Tumoren durch dieses Virus beschrieben und bei den damals IPV-geimpften Personen auch nicht vermehrt aufgetreten.
- **Arthritis** durch Röteln-Impfung s.o.
- **Pankreatitis** als Impfkomplikation ist nicht gesichert, theoretisch nach MMR denkbar, aber es gibt keine eindeutigen Kasuistiken.

Diskussion mit Impfgegnern

Seit der Einführung der Pockenimpfung durch Jenner 1796 gibt es Kritiker, die Impfungen generell für schädlich oder sinnlos halten und dies auch offensiv vertreten. Es gibt sog. Ratgeberbücher für Laien, die vor Impfungen warnen. Diese Propaganda trifft bei einem Teil der Bevölkerung auf fruchtbaren Boden.

Heute wird in diesen Ratgebern nicht mehr der Eingriff in die göttliche Vorsehung als Argument gegen eine Impfung benutzt. Meist wird bei der Argumentation eine wissenschaftliche Sprache verwendet oder sogar entsprechende Literatur zitiert, oft mit fehlerhafter Interpretation oder ohne Darstellung des Zusammenhangs. Dadurch wird bei Laien der Eindruck erweckt, Impfungen seien vom wissenschaftlichen Standpunkt her umstritten.

Impfgegnerschaft ist oft mit speziellen Weltanschauungen verknüpft (z.B. Anthroposophie), wobei meist keine generelle Ablehnung von Impfungen erfolgt, aber i.d.R. Impfungen erst mit jahrzehntelanger Verzögerung akzeptiert werden. Auffällig ist der Zusammenhang zwischen Impfgegnerschaft und Bildungsgrad. Je höher der Schul- oder Berufsabschluss, desto häufiger finden sich Impfgegner, wohingegen Kinder aus unteren sozialen Schichten oft aus Nachlässigkeit nicht vollständig geimpft sind.

Umgang mit Impfgegnern

Fanatisch und weltanschaulich streng fixierte Impfgegner wird man kaum überzeugen können. Manchmal kann man wenigstens die Zustimmung zur Tetanus-Impfung erreichen. Man sollte zuerst nachfragen, warum die betreffenden Eltern oder Patienten nicht geimpft sind oder dies nicht wünschen oder wie für diese Haltung argumentiert wird. Dann ist auch schnell klar, wieweit durch eine sachliche und rationale Argumentation Überzeugungsarbeit geleistet werden kann.

Von Eltern und Patienten, die Impfungen kritisch oder ablehnend gegenüberstehen, werden die folgenden 16 Fragen und Argumente am häufigsten benutzt:

1. „Kinderkrankheiten gehören zur natürlichen Entwicklung des Kindes und sollten nicht unterdrückt werden."
- Durch den Ausdruck „Kinderkrankheiten" wird der Anschein erweckt, es handle sich um relativ harmlose Leiden. Impfungen werden hauptsächlich vorgenommen, um vor den Komplikationen und negativen Folgen der betreffenden Erkrankungen zu schützen. Bisher wurde noch niemals bewiesen, dass die Entwicklung von Kindern günstiger verläuft, wenn sie z.B. die Masern gehabt haben. Die negativen Folgen sind hingegen gut dokumentiert. Evtl. sollte man konkrete Hinweise auf Komplikationen geben (Polio-Folgen, Diphtherie-Sterblichkeit, Pocken vor der Ausrottung).

2. „Kinderkrankheiten sind völlig ungefährlich, wenn wir zu einer natürlichen Lebensweise zurückkehren."
- Diese Argumentation ignoriert völlig, dass die sog. Kinderkrankheiten in Ländern mit „natürlicher" nichtindustrieller Lebensweise wesentlich komplikationsreicher verlaufen. In Entwicklungsländern stellen z.B. Masern eine der häufigsten Todesursachen dar.
- Die Komplikationshäufigkeit ist allenfalls abhängig vom Ernährungs- und Allgemeinzustand und steigt mit dem Lebensalter.

3. „Krankheitskomplikationen treffen nur Geschwächte."
- Diese Meinung ist nicht nur ziemlich falsch, sondern auch menschenverachtend. Denn gerade die Schwächeren müssten ja am besten geschützt werden. Einige Komplikationen (Masernpneumonie) kommen tatsächlich bei schlechtem Ernährungszustand wesentlich häufiger vor. Die meisten Komplikationen (Mumpsmeningitis, subakute sklerosierende Panenzephalitis [SSPE] nach Masern etc.) sind unvorhersehbar und können jeden Menschen treffen.

4. „Impfungen schwächen das Immunsystem."
- Funktionen des Immunsystems können z.B. durch HIV-Infektion oder Medikamente (Immunsuppressiva, Zytosta-

tika) geschwächt oder ausgeschaltet werden, nicht aber durch Impfstoffe. Eine dauerhafte Immundefizienz als Folge einer Impfung ist bisher noch nie beobachtet worden. Bei der Masern-Lebendimpfung kann es zu einer vorübergehenden Reduktion der zellulären Immunität kommen, die aber wesentlich geringer ist als die nach einer Maserninfektion. Das Immunsystem reagiert bei den Lebendimpfungen in derselben Weise wie bei der echten Krankheit. Bei den Tot- oder Toxoid-Impfungen reagiert es sogar stärker und sinnvoller als nach natürlicher Infektion.

5. „Impfungen sind deswegen unnötig, weil man ja die Krankheiten heutzutage behandeln kann."
- Eine solche Meinung ist weit verbreitet. So wissen nur sehr wenige Laien, dass Tetanus bzw. Tollwut kaum bzw. nicht behandelbar sind und dass bei einmal ausgebrochener Erkrankung z. B. eine Mumpsorchitis nicht verhindert werden kann.

6. „Impfschäden sind häufiger als Krankheitsschäden."
- Dieses Vorurteil wird häufig benutzt. Da die Erkrankungen dank Impfung kaum noch auftauchen, kennt z. B. fast niemand mehr Polio-Geschädigte aus dem eigenen Bekanntenkreis. Dadurch bekommen die sehr seltenen Impfkomplikationen ein anderes Gewicht und werden sehr intensiv wahrgenommen. Die verhinderten Krankheitsbilder kann sich der Laie nur sehr schwer bildhaft vorstellen.

7. „Die Zahlen über Krankheits- und Impfkomplikationen stimmen nicht."
- Für diese Behauptung werden sehr oft statistische „Beweise" recht eigenartiger Qualität vorgelegt. Ein Problem besteht sicher darin, dass die Häufigkeiten unerwünschter Wirkungen auf Impfstoffe international sehr unterschiedlich genau beobachtet und gemeldet werden, sodass divergierende und in vielen Fällen auch falsch verstandene oder falsch zitierte Zahlen im Umlauf sind. Bei genauer Überprüfung zeigt sich fast immer, dass die Zahlen der Impfkomplikationen über- (z. B. Pertussis-Impfung) und die der Krankheitskomplikationen unterschätzt werden. Impf-

komplikationen werden zumindest in Deutschland wesentlich zuverlässiger erfasst als Krankheitskomplikationen.

8. „Durch Impfungen entstehen Krankheiten oder werden Krebs, AIDS, multiple Sklerose, Verhaltensstörungen etc. hervorgerufen."

- Es ist erstaunlich, welch absurde Behauptungen aufgestellt und sogar durch pseudowissenschaftliche Zitate und Zahlen scheinbar bestätigt werden. Im letzten Jahrhundert wurde lange Zeit ernsthaft diskutiert, ob Cholera eine Folge der Pocken-Impfung ist. Dies war genauso irrational, wie wenn heute andere Erkrankungen als Impffolgen angesehen werden. Sogar gesellschaftliche Phänomene wie etwa die Jugendkriminalität wurden schon ernsthaft als Impffolge bezeichnet.

9. „Impfungen lösen Allergien aus."

- Allergische Reaktionen auf Impfstoffe sind extrem selten. Bei genauer Überprüfung bzw. Testung stellen sich meist andere Ursachen heraus. Dass allergische Erkrankungen wie Pollinose oder Asthma als Impffolge entstehen können, ist immunologisch kaum denkbar und wurde auch noch niemals nachgewiesen. Wenn nicht geimpfte Kinder aus bestimmten teils weltanschaulich orientierten Gruppen weniger Allergien haben, liegt dies am Lebensstil und nicht an den vermiedenen Impfungen.

10. „Durch Impfungen können Krankheiten übertragen werden."

- Bei der ersten Hepatitis-B-Impfung (aus Spenderblut gewonnen, seit mindestens 10 Jahren nicht mehr verfügbar) wurde kurzfristig vermutet, das HIV übertragen werden könnte. Dies hat sich zum Glück als unbegründet erwiesen. Aufgrund des Herstellungsmodus ist es praktisch unmöglich, dass durch aktive Impfstoffe andere Krankheiten übertragen werden können.
Bei einer passiven Immunisierung mit Immunglobulinen ist prinzipiell die Übertragung einer anderen Infektion möglich, kommt aber praktisch nicht vor.

11. „Impfungen sind sinnlos und schützen gar nicht vor Epidemien."

- Viele Epidemien konnten durch Impfungen verhindert oder eingedämmt werden (z.B. Polio, Cholera, aber auch Meningokokken). Dieser Schutz kann aber nur erreicht werden, wenn ein hoher Durchimpfungsgrad bei der Bevölkerung herrscht, abhängig von der Art der Impfung meist über 70–90%. Die Pocken konnten durch Impfung sogar ausgerottet werden, bei den Masern strebt die WHO das Gleiche an.
- Manche Impfungen können und sollen gar nicht vor Epidemien bewahren, weil sie einen individuellen Schutz vermitteln (z.B. Tetanus, Tollwut).

12. „Mehrfachimpfungen stellen eine zu große Bedrohung für das Immunsystem dar."

- Die Antigenbelastung durch banale Infekte ist meist höher als bei einer Mehrfachimpfung. Das Immunsystem ist durchaus in der Lage, gleichzeitig mehrere Antigene zu erkennen und immunologisch zu verarbeiten. Sonst wären Kleinkinder in der Infektsaison stark gefährdet. Eine Mehrfachimpfung ist insofern schonend, weil man mit weniger Injektionen auskommt und der Impfschutz viel schneller erreicht werden kann, was die psychische und körperliche Belastung gerade bei Kindern deutlich reduziert.
- Im Übrigen ist bei allen Kombinationsimpfstoffen untersucht, dass die Immunogenität genauso gut ist wie bei der zeitlich getrennten Gabe der Einzelkomponenten. Ein Sechsfachimpfstoff (Hexavac®) wurde 2005 aus dem Handel genommen, weil die Titer gegen Hepatitis B etwas geringer waren als nach Einzelimpfung. Dies hat die Diskussion erneut angefacht, ist aber aller Wahrscheinlichkeit nach nicht bedeutsam, da nach den bisherigen Erkenntnissen bei den damit geimpften Kindern keine erhöhte Erkrankungsrate festgestellt wurde und auch keine Nachimpfung empfohlen ist.

13. „Es reicht, wenn man Impfungen individuell auswählt, um einzelne gezielt vor bestimmen Krankheiten zu schützen."

- Es gibt keine nachprüfbaren oder sonstwie ernstzunehmenden Kriterien, welche Impfungen bei welchen Kindern nötig oder unnötig sein können. Lediglich bei den Indikationsimpfungen, z.B. FSME oder Gelbfieber, gibt es solche Gesichtspunkte. Keiner kann voraussehen, wer durch eine vermeidbare Erkrankung schwerwiegend erkrankt, Komplikationen oder Dauerfolgen erleidet.

14. „Impfungen finden zu früh statt. Das Verschieben von Impfungen in ein höheres Alter trifft auf einen stärkeren Körper."

- Sowohl die Erkrankungen als auch die Impfungen sind bei Kleinkindern i.d.R. komplikationsärmer als bei Erwachsenen. Außerdem vergehen bei späterer Impfung gerade die am meisten gefährdeten Jahre ungeschützt.

15. „Stillen schützt vor den Kinderkrankheiten; darum brauchen gestillte Kinder nicht geimpft zu werden."

- Die Antikörper der Muttermilch können nicht vor den entsprechenden Erkrankungen schützen, nur „banale" Infekte treten bei gestillten Kindern in den ersten Monaten seltener auf. Gestillte Kinder scheinen aber Impfungen etwas besser zu vertragen, genaue Daten gibt es dazu nicht. Eine dauerhafte Immunität lässt sich durch Stillen in keinem Falle erreichen.

16. „Alle Krankheiten sind naturheilkundlich leicht zu behandeln, sodass Impfungen aus diesem Grund überflüssig sind."

- Diese Behauptung wird immer wieder aufgestellt, und es gibt die erstaunlichsten und leider oft auch sehr widersprüchlichen Anweisungen, wie man impfpräventible Erkrankungen wie Tetanus, Masern oder Pertussis zu behandeln habe, sodass die Patienten gestärkt und ohne Schaden gesund werden. Entsprechende auch nur halbwegs akzeptable Untersuchungen und Zahlen gibt es nicht. Die einzige groß angelegte Statistik zur Masernkomplikationsrate bei naturheilkundlicher Behandlung wurde ergebnislos abgebrochen und nie veröffentlicht. Wenn diese Behauptung stimmen würde, muss man die entsprechenden Therapeuten fragen, warum sie eigentlich nie einen Notdienst zur Behandlung solcher Erkrankungen vorschlagen oder organisieren.

Wer sich als Laie aktuell und seriös informieren will, sollte die Internet-Seite www.gesundes-kind.de aufrufen.

Unklarer Impfstatus

Gelegentlich existieren keine Vorinformationen über den bisherigen Impfstatus, weil entsprechende Dokumente missverständlich ausgestellt sind, verloren gingen oder nicht beschafft werden können. Dies kann sich auf einzelne Impfungen oder den gesamten Status beziehen.

In solchen Fällen ist es prinzipiell möglich, sich serologisch über den Immunstatus zu informieren. Dies ist jedoch umständlich, sehr teuer und mit weiteren Fehlerquellen belastet. In den meisten Fällen müssen dann noch Impfungen nachgeholt werden, wodurch doppelte Kosten entstehen.

⊙ Im Zweifel gelten alle Personen ohne ausreichende Impfdokumentation als potentiell ungeschützt (s. entsprechende Empfehlungen der STIKO und der American Academy of Pediatrics).

Lebendimpfstoffe

Bei immunologisch gesunden Personen wird folgendes Vorgehen empfohlen:

Masern / Mumps / Röteln: Anamnestische Angaben über eventuell durchgemachte entsprechende Erkrankungen sind unsicher, weil es häufig zu Verwechslungen mit anderen ähnlichen Erkrankungen kommt.

- Im Zweifel nach Plan impfen bzw. nachimpfen, z.B. bei Kindern, die aus dem Ausland zugezogen sind oder bei denen aus anderen Gründen keine zuverlässigen Angaben über Vorimpfungen zu erhalten sind.
- Eine Titerbestimmung ist in diesem Falle teurer als die Impfung.
- Eine Überimpfung oder Überreaktion bei bereits vorhandenem Immunschutz ist nicht möglich, allenfalls eine (gewünschte) Boosterung. Sowohl die finanzielle Belastung für die Versicherung als auch die Belastung des Patienten durch Termine und Injektionen ist am geringsten, wenn man einfach noch einmal impft (natürlich unter Beachtung der Kontraindikationen, z.B. Schwangerschaft).

Tot-Impfstoffe

Die Impfungen werden je nach Altersstufe nach Plan durchgeführt bzw. nachgeholt.

- **Diphtherie/Tetanus:** Als Grundimmunisierung, ab dem 6. Lebensjahr als Td-Komponente.
- **HiB:** Ab 2. bis zum 6. Lebensjahr nur 1 Impfdosis, später entfallend.
- **Pertussis:** Bei Kindern und Jugendlichen; aber auch bei Erwachsenen noch sinnvoll.
- **Polio:** Im Zweifel die Impfung einfach wiederholen.
- **Hepatitis B:** Im Prinzip bei allen Altersstufen indiziert (bei Risikogruppe evtl. Serostatus bestimmen).

> **Tipps und Tricks**
> - Einzelne ausgefallene Impfungen werden einfach nachgeholt.
> - **Jede Impfung gilt**, auch bei großen Abständen, sodass i.d.R. keine neue Grundimmunisierung begonnen werden muss, wenn einmal eine begonnen wurde (☞ Impfabstände und -kombinationen).

Impfempfehlung für Asylbewerber (in Gemeinschaftsunterkünften)

Die Impfungen sind möglichst durch den öffentlichen Gesundheitsdienst vorzunehmen bzw. mit den Verantwortlichen abzustimmen. Je nach Herkunftsland muss mit einem mehr oder weniger lückenhaften Impfschutz gerechnet werden.

Bei **Personen aus Afrika und Mittelasien** muss damit gerechnet werden, dass weder eine regelrechte Grundimmunisierung noch regelmäßige Auffrischimpfungen durchgeführt wurden. Am häufigsten dürfte gegen Tetanus und Polio geimpft worden sein. Die „teuren" Impfungen wie Masern, HiB und Hepatitis B stehen in armen Ländern meist nicht der gesamten Bevölkerung zur Verfügung.

Know-how des Impfens

Bei **Asylbewerbern aus Ostblockländern** ist allerdings einigermaßen zuverlässig mit einer Grundimmunisierung (Tetanus, Diphtherie, Polio, Masern) zu rechnen.

Folgendes Vorgehen wird angeraten:

- **Kinder:** Diphtherie-, Tetanus-, Pertussis-, Polio-, Masern-, Mumps-, Röteln- und Hepatitis-B-Impfungen sollten unbedingt vorgenommen werden, es sei den, es liegen zuverlässig erscheinende Dokumente über bereits durchgeführte entsprechende Immunisierungen vor. Die Impfungen sollten entsprechend den Empfehlungen der STIKO durchgeführt bzw. nachgeholt werden.
- **Erwachsene:** Diphtherie-, Tetanus-(Td), Polio-, Masern-, Röteln-Impfungen sollten unbedingt vorgenommen bzw. vervollständigt werden, ferner bei seronegativen Personen die Hepatitis-B-Impfung. In den meisten Fällen dürften bei dieser Personengruppe die regelmäßigen Auffrischimpfungen in den Ursprungsländern ausgefallen sein, wenn überhaupt jemals eine komplette Grundimmunisierung vorgenommen wurde.
- **Tuberkulintestung:** sehr wichtig, ggf. jährlich wiederholen.
- Natürlich sollte ein Impfbuch angelegt werden, in dem auch die vorliegenden Impfinformationen aus dem Ursprungsland zumindest erwähnt sind. Die Vervollständigung des Impfschutzes erfolgt nach Verlassen der Gemeinschaftsunterkunft i.d.R. durch die niedergelassenen Ärzte.

Serologische Titerkontrollen („Impftiter")

In einigen Sonderfällen ist es notwendig, Titerbestimmungen vorzunehmen, um den Impferfolg bzw. bestehenden Schutz zu dokumentieren.

Die hier genannten Grenzwerte (☞ Tab. 4) stellen nur Anhaltspunkte dar. Ja nach Labor und Bestimmungsmethode können (meist geringfügig) abweichende Werte genannt werden.

Indikationen zur Titerbestimmung sind z. B.:
* Immunstatus für Röteln bei Frauen,
* Verlaufskontrolle nach Hepatitis-B-Impfung,
* Personen mit Immundefizienz,
* vor und nach zytostatischer Behandlung,
* nach Knochenmarkstransplantation,
* Dialyse-Patienten.

Nicht indiziert sind Titerbestimmungen i. d. R.:
* Vor Impfungen mit Lebendimpfstoffen bei immunologisch gesunden Personen. Eine erneute Impfung ist sinnvoller, preiswerter und schneller als eine Titerbestimmung und völlig ungefährlich.
* Bei verlorenem Impfbuch. Impfungen mit Lebendimpfstoffen sollten im Zweifel wiederholt werden. Tot-Impfstoff-/Toxoid-Impfungen (☞ Unklarer Impfstatus).

Tab. 4 Serologische Titerkontrollen.

Impfung	Schutztiter
Diphtherie	> 0,1 IE/ml Diphtherie-Antitoxin im Serum.
FSME	≥ 200 VIEU (Vienna-units)/ml.
Influenza	Titerbestimmung nicht sinnvoll.
Hepatitis A	Nachweis spezifischer Antikörper im ELISA.
Hepatitis B	Anti-Hbs > 10 IE/l Serum (☞ Hepatitis B, Grund-immunisierung und Auffrischung).
HiB	Anitkapsuläre Antikörper > 0,15 µg/ml im Serum. Die Antikörperkonzentration sollte 4 Wochen nach der letzten Impfung > 1 mg ml sein.
Masern	Nachweis spezifischer Antikörper im ELISA (≥ 1 : 128, entspricht ca. 560 IU/l).
Mumps	Nachweis spezifischer Antikörper im ELISA (≥ 1 : 64).
Pertussis	Bedeutung von Antikörpern als „Schutz vor Krankheit" umstritten. AK-Nachweis zum Nachweis einer früheren Erkrankung oder Impfung möglich, aber Interpretation uneinheitlich und schwierig.
Polio IPV	Antikörpernachweis im Neutralisationstest.
Pneumo-kokken	Keine einheitlichen Angaben; Nachweis spezifischer Antikörper dokumentiert Impferfolg (> 1000 U/ml 6 Wo. nach Impfung, < 500 U/ml kein Impferfolg).
Röteln	IgG-Antikörper ≥ 1 : 32 im HHT.
Tetanus	Tetanus-Antitoxin > 0,01 IE/ml Serum. Eine Auffrischimpfung wird allerdings bei Werten < 0,1 IE/ml empfohlen.
Tuber-kulose	Titerbestimmung nicht sinnvoll.
Varizellen	ELISA ≥ 1 : 128, entspricht ca. 170 PEIU (Paul-Ehrlich-Institut units)/l.

Impfungen in Schwangerschaft und Stillzeit

Allgemeines

Schwangerschaft: Grundsätzlich Impfungen möglichst vor geplanten Schwangerschaften erledigen. Impfungen während der Schwangerschaft sollten Ausnahmen bleiben. Versehentliche Impfungen bei noch nicht bekannter Frühschwangerschaft sind nicht selten.

- **Allgemeines Prinzip:** Lebendimpfstoffe sind eher kontraindiziert, Tot-Impfstoffe prinzipiell unproblematisch. Wie bei allen medizinischen Maßnahmen sollte man **im 1. Trimenon** bei Impfungen zurückhaltend sein, auch wenn bisher keine teratogenen Wirkungen von Impfstoffen nachgewiesen sind.
- **Kontaktpersonen** einer Schwangeren können auch mit Lebendimpfstoffen geimpft werden. Ein versehentlicher oder ungewollter Übertritt von z.B. Röteln-, Masern-, Mumps- oder Varizellen-Impfviren ist extrem unwahrscheinlich bzw. bisher auch nicht beobachtet worden. Selbst **versehentliche Impfungen** der Schwangeren haben bisher nicht zu Schädigungen des Embryos oder Feten geführt.

Stillzeit:
- In der Stillzeit sind bei der Mutter prinzipiell alle Impfungen möglich. Eine nachzuholende Röteln-Impfung der Mutter sollte sogar schon im Wochenbett erfolgen, damit sie nicht vergessen wird.
- Gestillte Kinder werden nach Plan geimpft, auch wenn sehr lange gestillt wird. Stillen beeinträchtigt den Impferfolg nicht.

Spezielle Impfungen

☞ Tab. 5.

Cholera

Bei entsprechender Indikation auch in der Schwangerschaft möglich.

Know-how des Impfens

Tab. 5 Impfungen (aktive Immunisierungen) in der Schwangerschaft

Impfung	Schwangerschaftsmonat		
	1–3	4–6	7–10
Cholera	(ja)	ja	ja
Diphtherie	ja	ja	ja
FSME	(ja)	ja	ja
Gelbfieber	(nein)	ja	ja
Grippe	(ja)	ja	ja
Hepatitis A	ja	ja	ja
Hepatitis B	ja	ja	ja
Japan-Enzephalitis	(ja)	ja	ja
Masern	**nein!**	nein	nein
Meningokokken	(ja)	(ja)	(ja)
Mumps	**nein!**	nein	nein
Pertussis	(ja)	ja	ja
Pneumokokken	(ja)	ja	ja
Röteln	**nein!**	nein	nein
Tetanus	ja	ja	ja
Tollwut	ja	ja	ja
Typhus oral	(ja)	ja	ja
Typhus inaktiviert	(nein)	nein	nein
Varizellen	**nein!**	nein	nein

ja = Impfung unproblematisch, (ja) = Impfung prinzipiell möglich, nein = Impfung kontraindiziert, nein! = Impfung streng kontraindiziert, (nein) = Impfung wahrscheinlich unproblematisch, aus Sicherheitsgründen möglichst verschieben.

Diphtherie

Keine Einschränkung, Indikationsstellung wie sonst (niedrigdosierte d-Komponente!).

FSME

In der Schwangerschaft möglich, z. B. vor Reisen in Endemiegebiete.

Gelbfieber

Kann bei entsprechender Indikation auch während der Schwangerschaft vorgenommen werden, auch wenn es eine Lebendimpfung ist. In Endemiegebieten gibt es breite Erfahrung mit Impfungen während der Schwangerschaft, keine Embryopathie oder fetale Infektion bekannt. Trotzdem möglichst nicht im 1. Trimenon impfen (Reise verschieben).

Grippe (Influenza)

Keine Kontraindikation. Keine erhöhte Gefährdung durch Influenza während der Schwangerschaft, daher Indikationsstellung wie sonst auch.

Hämophilus

Entfällt, da nur bei Kindern indiziert.

Hepatitis A

Während Schwangerschaft möglich.

Hepatitis B

Während der Schwangerschaft möglich und bei entsprechender Exposition auch ratsam. Eine diaplazentare Übertragung der Erkrankung ist selten, meist Infektion bei der Geburt. Insofern ist eine Impfung entsprechend gefährdeter Schwangerer durchaus sinnvoll.

Japan-Enzephalitis

Bei entsprechender Indikation auch während der Schwangerschaft möglich.

Masern

Während der gesamten Schwangerschaft **kontraindiziert**. Bei Kontakt in der Schwangerschaft ggf. bei negativem Titer Passivprophylaxe mit Standard-Immunglobulin. Eine versehentliche Impfung in der Schwangerschaft ist keine Abbruch-Indikation.

Meningokokken

Bei längeren Reisen in Endemiegebiete evtl. möglich (keine großen Erfahrungen über Impfung während Schwangerschaft).

Mumps

Während der gesamten Schwangerschaft **kontraindiziert**. Bei Kontakt in der Schwangerschaft (und negativem Titer) Passivprophylaxe mit Standard-Immunglobulin. Versehentliche Impfung in der Schwangerschaft keine Abbruch-Indikation.

Pertussis

Entfällt, da bisher keine generelle Indikation zur Impfung Erwachsener. Theoretisch in der Schwangerschaft möglich.

Pneumokokken

Bei entsprechender Indikation möglich (z.B. Milzentfernung).
Trotzdem Penicillin-Prophylaxe weiterführen.

Polio

Polio-IPV-Impfung während der Schwangerschaft unproblematisch.

Röteln

Kurz vor und in der Schwangerschaft **kontraindiziert**. Infektion des Embryo bzw. Feten ist vermutlich möglich, bisher aber keine Embryopathie durch das Impfvirus zweifelsfrei nachgewiesen. Versehentliche Röteln-Impfung während der Schwangerschaft ist daher keine Indikation zum Abbruch. Bei Krankheitskontakt ungeimpfter Schwangerer Röteln-Immunglobulin (0,3 ml/kg) empfohlen, spätestens am 8. Tag nach Beginn des Kontakts.
Hinweis: Bei Kontakt der Schwangeren mit frisch gegen Röteln geimpften Personen sind keine Vorsichtsmaßnahmen nötig. (Das Impfvirus ist zwar im Rachenraum nachweisbar, es erfolgt aber kein Übertritt auf andere Personen).

Tetanus

Ohne Einschränkung möglich mit üblicher Indikationsstellung. Erfolgte die letzte Impfung mindestens 6 Wochen vor der Geburt, besteht zu diesem Zeitpunkt ein Schutz auch für

das Neugeborene durch rechtzeitig übertragene passive Antikörper.

Tollwut

Keine Kontraindikation, gleiche Indikationsstellung wie
sonst.

Typhus

Orale Lebendimpfung auch in der Schwangerschaft unbedenklich bei entsprechender strenger Indikationsstellung.
Die **parenterale** Impfung scheint häufiger systemische Nebenwirkungen zu verursachen, daher **kontraindiziert**.

Varizellen

Als Lebendimpfung in der Schwangerschaft **kontraindiziert**.
Bei versehentlicher Impfung bisher niemals impfbedingte
Komplikationen, daher *keine* Abbruch-Indikation. Wird das
Kleinkind einer für Varizellen nicht immunen Schwangeren
geimpft, besteht die theoretische Möglichkeit, dass bei diesem
Kind Impfvarizellen mit Pusteln entstehen (< 1 : 1 Mio.) und
bei sehr engem Kontakt eine Serokonversion der Mutter statt-
findet. Anderweitig ist ein unbeabsichtigter Übertritt der
Impfviren auf die schwangere Mutter nicht möglich, auch
nicht während der Impfung/beim Aufziehen der Ampulle.
Damit ist die bestehende Schwangerschaft bei der Mutter kein
Hindernis für die Impfung eines Kindes.

Impfungen bei Senioren

Es gibt kein Alter, ab dem irgendeine Impfung grundsätzlich unnötig oder kontraindiziert wäre! Gerade Senioren mit unvollständigem Impfschutz sind besonders gefährdet durch Tetanus und Diphtherie, oder sie kommen als Überträger (z.B. Pertussis) in Frage.

Zunehmende Mobilität und Fernreisen exponieren auch Ältere gegenüber zahlreichen Infektionen.

Häufig ist die Impfbereitschaft bei Senioren gering. Hier lohnt sich umso mehr das wiederholte Ansprechen von Impflücken bei regulären Konsultationen. Gerade bei Grunderkrankungen mit anzunehmender Immunbeeinträchtigung (Diabetes mellitus, Herzinsuffizienz, Asthma, Behandlung mit Kortikoiden oder Immunsuppressiva) muss auf die erhöhte Gefährdung durch impfpräventable Erkrankungen hingewiesen werden!

⚠ **Cave:** Mit zunehmendem Alter nimmt die Kompetenz des Immunsystems ab. Komorbidität (z.B. Diabetes mellitus, Herzinsuffizienz, chronische Bronchitis, Medikamente) bedingt zusätzliche Immunsupprimierung. Ist die Grundimmunisierung nicht komplett, nicht vollständig dokumentiert oder liegt die letzte Impfung länger als 20 Jahre zurück, können bestimmte Impfungen (abweichend von den STIKO-Empfehlungen) mit einer zusätzlichen Dosis aufgefrischt werden (☞ einzelne Impfungen). In begründeten Zweifelsfällen Antikörperspiegel bestimmen.

Infektionsgefährdete Berufe

Zu den Berufen mit erhöhter Infektionsgefährdung gehören alle, bei denen durch Umgang mit Kranken oder mit menschlichen oder tierischen Ausscheidungen eine erhöhte Wahrscheinlichkeit besteht, eine übertragbare Erkrankung zu erwerben. Eine weitere Risikogruppe bilden Personen, bei denen durch die Arbeit mit Lebensmitteln die Möglichkeit besteht, dass eine vorliegende Erkrankung an eine große Zahl Nichtinfizierter weitergegeben wird.

Grundsätzlich erforderlich sind immer die Grundimmunisierung und regelmäßige Auffrischung der Standardimpfungen (Diphtherie, Tetanus). Zusätzlich werden für die einzelnen Berufsgruppen die folgenden Impfungen empfohlen.

Beschäftigte im ärztlichen oder pflegerischen Bereich

- Ärztinnen/Ärzte,
- medizinisches Assistenzpersonal,
- Krankenschwestern und -pfleger,
- Altenheimpersonal, betreuendes und Pflegepersonal in beschützenden und psychiatrischen Einrichtungen,
- Personal im Rettungsdienst und Krankentransport,
- auch Reinigungspersonal und Helfer in Krankenhäusern u.Ä.,
- Labor- und Röntgenpersonal.

Empfohlene Impfungen:
- Polio (IPV),
- Hepatitis A,
- Hepatitis B,
- Virusgrippe (Influenza),
- MMR (ungeimpfte oder seronegative Personen),
- Pertussis (in Bereichen der Pädiatrie, der Schwangerschaftsbetreuung und Geburtshilfe, Kinderheime und Kindergärten),
- Varizellen (bei seronegativen Personen).

Beschäftigte in Speziallabors und Pathologie

Empfohlene Impfungen:

Je nach Art und Infektiosität der zu bearbeitenden Materialien zusätzlich zu den Impfungen für Beschäftigte im medizinischen und pflegerischen Bereich:

- Meningokokken,
- Pocken,
- Tollwut.

Beschäftigte im lebensmittelverarbeitenden Gewerbe

- Küchen- und Kantinenpersonal,
- Fleischer, Bäcker, Molkereibetriebe (auch Verkäufer, die Umgang mit offenen Lebensmitteln haben),
- Großküchen, Hersteller von Fertigmahlzeiten, Zulieferer.

Empfohlene Impfungen:

- Hepatitis A.
- Virusgrippe (Influenza).

(Geschäfts-)Reisende

Empfohlene Impfungen für Außendienstmitarbeiter:

- Influenza.

Empfohlene Impfungen für Personen mit häufigen Auslandsaufenthalten:

- Hepatitis A und B,
- Virusgrippe (Influenza),
- Tollwut,
- weitere Indikationsimpfungen je nach Reiseziel (☞ Fernreise-Beratung).

Sonderfälle

Prinzipiell sollte versucht werden, auch bei Problempatienten den normalen Impfplan anzuwenden. Bei chronisch Kranken beobachtet man oft, dass Impfungen nicht, unvollständig oder nicht zeitgerecht durchgeführt werden, teils aus unberechtigter Sorge um Nebenwirkungen, teils weil die chronische Erkrankung im Vordergrund steht. Gerade Risikopatienten haben aber den Anspruch auf einen besonders guten und sinnvollen Impfschutz.

In einigen Fällen muss das Impfprogramm modifiziert werden, da es spezielle Probleme und Risiken gibt, die bei Routine- oder Indikationsimpfungen zu beachten sind.

Der **normale Impfplan** gilt prinzipiell bei
- Asthma, atopischer Dermatitis, Heuschnupfen,
- Familienanamnese atopischer Erkrankungen,
- inhalativer oder topischer Behandlung mit Steroiden,
- Frühgeburtlichkeit (Einschränkungen und Ergänzungen s. u.),
- Chromosomenaberrationen,
- Zerebralschäden mit und ohne Epilepsie,
- Krampfanfällen in der Familienanamnese,
- Schwangerschaft oder Stillzeit der Mutter,
- Untergewicht oder Unterernährung,
- zurückliegende oder anstehende Operationen (Abstände s. u.),
- Z. n. Hyperbilirubinämie,
- kurz nach einem banalen Infekt, während einer antibiotischen Behandlung, nach Kontakt mit Infektionskrankheiten.

Bei vielen chronisch Kranken und in Sondersituationen stellt sich die Frage, ob bzw. welche Impfungen möglich sind, welche kontraindiziert sind oder besondere Komplikationen hervorrufen können. Diese **Sonderfälle** und die damit verbundenen häufigsten Impffragen sind im Folgenden alphabetisch aufgelistet.

Know-how des Impfens

AIDS

Bei den Impfempfehlungen muss grundsätzlich unterschieden werden, ob eine asymptomatische HIV-Infektion vorliegt (Stadium CDC P-1) oder die Erkrankung ausgebrochen ist (ab Stadium CDC P-2). ☞ Tab. 6.

Tab. 6 Impfungen bei HIV-Infektion.

Impfstoff	HIV (CDC P-1) (asymptomatisch)	HIV (CDC P-2) (symptomatisch)
Tot-Impfstoffe/Toxoide	empfohlen	empfohlen
Polio IPV	empfohlen	empfohlen
Masern	empfohlen	nicht empfohlen
Mumps/Röteln/andere Lebendimpfstoffe	möglich	nicht empfohlen
Grippe (Influenza)	(eventuell)	empfohlen
Pneumokokken	sinnvoll	sinnvoll

- Lebendimpfstoffe sind prinzipiell problematischer als Tot-Impfstoffe. Auch die Gelbfieberimpfung ist grundsätzlich kontraindiziert. Bei einer unumgänglichen Reise in ein Endemiegebiet kann die Impfung bei CD4$^+$-Zellen > 200/µl wahrscheinlich gefahrlos durchgeführt werden.
- Da schwere oder tödliche Masernerkrankungen bei HIV vorkommen können, ist die Masern- der MMR-Impfung trotzdem prinzipiell sinnvoll.
- Im CDC-Stadium N1 oder A1 (CD4$^+$-Zellzahl >25%) ist eine Varizellen-Impfung möglich und führt zu einer akzeptablen Immunität (85% der geimpften Personen), bei starker Erniedrigung der CD4$^+$-Zellen Gefährdung durch schwere generalisierte Impfvarizellen.
- Eine gleichzeitig durchgeführte IgG-Substitution kann den Impferfolg in Frage stellen.
- Eine Kontrolle des Impferfolgs durch Titerkontrollen ist in diesen Fällen angeraten. Bei Nichtgeimpften ist im Falle einer Masernexposition eine IgG-Gabe zu erwägen.

Allergie

Allergische Reaktionen auf Bestandteile des Impfstoffes
(☞ Impfreaktionen und Impfkomplikationen); Sonderfall
Hühnereiweißallergie, s. u.
- Allergiker werden prinzipiell nach Plan geimpft. Echte allergische Reaktionen auf Impfstoffe sind extrem selten, eine unspezifische Aktivierung anderer Allergien ist kaum anzunehmen.
- Eine systemische Steroidtherapie kann den Impferfolg gefährden.
- Bei einer Allergie gegen Quecksilberverbindungen kann es durch Tot-/Toxoidimpfstoffe mit entsprechenden Konservierungsstoffen (Timerfonat etc.) zu einer lokalen kontaktallergieähnlichen Reaktion kommen.

α_1-Antitrypsin-Mangel

Normaler Impfplan ohne Einschränkungen einschließlich
Hepatitis B.
Zusätzlich sollte die Hepatitis-A-Impfung vorgenommen
werden. Bei pulmonaler Symptomatik ist die Influenza-Impfung empfohlen. Bezüglich Pneumokokken besteht keine offizielle Empfehlung.

Antibiotische Behandlung

Eine gleichzeitige antibiotische Therapie ist keine Kontraindikation gegen Impfungen, allenfalls ist es die Erkrankung,
wegen der eine antibiotische Behandlung vorgenommen
wird. Auch unter einer dauerantibiotischen Therapie sind alle
Impfungen ohne besondere oder zusätzliche Risiken möglich.
Eine **orale Typhus-Impfung** (und orale Cholera-Impfung)
kann wirkungslos sein.

Antikoagulanzientherapie

Injektionen in die Muskulatur sind zu vermeiden. Daher darf
bei einer Antikoagulanzientherapie ausnahmsweise s.c. statt
i.m. geimpft werden, am besten am Oberarm. Das Risiko
durch Granulome bei Adsorbatimpfstoffen ist geringer als

das Blutungsrisiko bei i.m. Gabe. Außerdem ist denkbar, dass durch eine lokale Blutung die Immunogenese beeinträchtigt wird.

- Für die Influenza-Impfung sollte adsorbatfreier Impfstoff verwendet werden (z.B. Grippeimpfstoff Hexal®, Grippe-Impfstoff STADA®, Influsplit SSW®, Influvac®, Mutagrip®).
- Ein Tetanus-Adsorbat-Impfstoff steht leider nicht mehr zur Verfügung.

Asplenie

☞ Splenektomie.

Asthma bronchiale

Impfung nach Plan! Besonders wichtig ist die Pertussis-Impfung, da durch die Pertussis-Erkrankung das Asthma induziert oder verschlimmert werden kann. Bei mittelschwerem und schwerem Asthma bzw. bei erwachsenen Asthmatikern jährliche Grippe-Impfung! Ferner ist die Pneumokokken-Impfung empfohlen und sollte zumindest bei schwerkranken Asthmatikern auch vorgenommen werden.

Asylbewerber

☞ Unklarer Impfstatus.

Autoimmunerkrankungen

☞ Immunsuppression und Sonderfälle, rheumatische Erkrankungen.

Die meisten Autoimmunerkrankungen sind ätiologisch ungeklärt. Prinzipiell können und sollen solche Patienten geimpft und als chronisch Kranke besonders gut geschützt sein. Andererseits kann das zufällige Zusammentreffen von Impfung (besonders Lebendimpfung) und Krankheitsschub medizinische und juristische Fragen aufwerfen, die auch beim besten Willen und Wissen nicht immer zweifelsfrei zu beantworten sind. Eine gute Dokumentation des Beratungsgesprächs und Beachtung der individuellen Gesichtspunkte sind hier besonders notwendig.

- **Tot-Impfungen** sind prinzipiell unbedenklich. Je nach Erkrankung und Therapie muss mit verringerter Effektivität gerechnet werden. Im Einzelfall kann eine Titerbestimmung sinnvoll sein. Prinzipiell sind stabile Erkrankungsphasen mit möglichst geringer Dauertherapie bzw. Immunsuppression zu wählen.
- **Lebendimpfungen:** Hier kann es keine generelle Empfehlung geben. Je nach Erkrankung, Alter, Therapie muss eine Einzelfallentscheidung getroffen werden.

Blutspender

Nach Lebendimpfungen müssen Abstände zu einer Blutspende eingehalten werden, damit keine Impfviren mit dem gespendeten Blut übertragen werden können. Die Abstände nach Tot-Impfstoffen sind vorgeschrieben, um eventuelle Immunreaktionen auszuschließen.

Abstände zwischen Impfung und Blutspende:
- Gelbfieber, Masern, Mumps, Röteln, Varizellen, FSME: 3 Wochen,
- Typhus oral: 1 Woche,
- (Polio oral: 6 Wochen),
- Diphtherie, Tetanus, Hepatitis A und B, Influenza, Cholera, Tollwut, Polio parental und andere: 48 Stunden.

Chronisch-entzündliche Darmerkrankungen

Normaler Impfplan. Es sollte möglichst eine stabile Krankheitsphase abgewartet werden. Je nach Therapie kann der Impferfolg gefährdet sein (☞ Sonderfälle, Immunsuppression).

Diabetes mellitus

Bei Diabetes mellitus Typ 1 (IDDM) normaler Impfplan. Es sollte eine genaue Stoffwechselkontrolle erfolgen, denn ähnlich wie bei Infekten ist eine Entgleisung möglich. Impfungen sollten möglichst in sehr stabilen Phasen erfolgen.

Der zeitweise vermutete Zusammenhang zwischen Mumps-erkrankung und Erstmanifestation des Diabetes mellitus Typ 1 hat sich nicht bestätigt.

Bei Diabetikern sind prinzipiell die Influenza-Impfung und die Pneumokokken-Impfung indiziert.

Dialyse

Das Hepatitis-B-Risiko ist besonders hoch. Gleichzeitig besteht eine herabgesetzte Immunogenität (bei normaler Impfung nur 60% Serokonversion). Daher sollte der spezielle hochdosierte Impfstoff verwendet werden (HBVAXPRO® 40). Trotz Anwendung einer zusätzlichen Impfdosis bleiben ca. 30% der Patienten Nonresponder.

Bei der Influenza-Impfung ist eine Dosiswiederholung nach 4 Wochen empfohlen.

Tipp: Patienten mit absehbarer Dialysepflichtigkeit frühzeitig impfen, solange die Immunreaktion noch relativ gut ist.

Down-Syndrom (und Chromosomendefekte)

Normaler Impfplan. Bei diesen Patienten besteht eine beson-dere Infektgefährdung, sodass die Impfungen zeitgerecht er-folgen sollten. Invasive HiB-Infektionen können auch nach dem 5. Lebensjahr auftreten, daher Impfung ggf. nachholen. Ferner sind zu empfehlen:

- Hepatitis-B-Impfung (da Disposition zu chronischer He-patitis-B-Infektion),
- Hepatitis-A-Impfung (da häufigere Heimaufenthalte),
- Pneumokokken-Impfung (da erhöhte Gefährdung),
- Influenza-Impfung (da erhöhtes Risiko).

Bei anderen Chromosomendefekten ist prinzipiell genauso zu verfahren. Bei einigen genetischen Defekten bestehen im-munologische Besonderheiten, daher ggf. Kontaktaufnahme mit der betreuenden Spezialambulanz.

Epidermolysis bullosa

Bei der häufigsten Form (rezessiv, „Hallopeau-Siemens") sind die gängigen Impfungen nicht kontraindiziert.

Prinzipien:

- Kombinationsimpfstoffe verwenden, um Anzahl der Injektionen zu minimieren.
- Möglichst tief intramuskulär injizieren (auch MMR), Kanülengröße 17, lila.
- Am mechanisch besonders belasteten Gesäß darf man nicht injizieren.
- Injektion unter Vermeidung von mechanischem Druck auf die Haut.
- Varizellen-Impfung unbedingt empfehlenswert.

Bei den (leichter verlaufenden) dominanten Formen ist der reguläre Impfplan anzuwenden.

Epilepsie

Normaler Impfplan ohne Einschränkungen. Nach Möglichkeit sollte ein stabile Krankheitsphase bzw. eine sichere antikonvulsive Einstellung abgewartet werden. Bei Fieber frühzeitige Antipyrese.

Fieberkrampf

Ein Krampfanfall bei Fieber im Rahmen einer Impfreaktion ist keine direkte Impffolge, sondern unspezifisch durch das Fieber im Rahmen der Immunreaktion bedingt. Daher gibt es keine speziellen besonders gefährlichen Impfungen.

Ist innerhalb 24 Stunden nach einer Impfung (z. B. Sechsfachimpfung) ein Fieberkrampf aufgetreten, sollte trotzdem normal weitergeimpft werden, mit prophylaktischer Gabe eines Antipyretikums (z. B. Paracetamol, 1 Stunde vor und 2 Stunden nach Impfung). Wenn Krampfanfälle schon im Rahmen fieberhafter Infekte vorgekommen sind, sollte ebenfalls eine prophylaktische Antipyrese durchgeführt werden.

Frühgeborene

Bei Frühgeborenen stellt sich die prinzipielle Frage, ob chronologischer oder korrigierter Lebensmonat zugrunde gelegt wird, v. a. wenn die Geburt rechnerisch vor der 33.

Know-how des Impfens

SSW erfolgte. Prinzipiell werden Frühgeborene nach Plan geimpft. Von allen internationalen Gesellschaften wird empfohlen, die Impfungen entsprechend dem chronologischen Alter vorzunehmen, beginnend in der 10. bis 16. Lebenswoche.

Besonderheiten:
- Hepatitis-B-Impfung: Bei Frühgeborenen < 2000 g besteht eine schlechtere Immunantwort.
- Eine Dosisreduktion von Impfstoffen ist nicht sinnvoll.
- Passive RSV-Immunisierung bei kleinen Frühgeborenen/ Z. n. Beatmung (☞ RSV).

Hämoglobinopathien

Es besteht eine vermehrte Gefährdung durch invasive bakterielle Erkrankungen, besonders HiB, aber auch Pneumokokken und Meningokokken.
- Bei Thalassämie, Sphärozytose und anderen mit Transfusionen verbundenen Erkrankungen möglichst frühzeitige Hepatitis-B-Impfung bzw. kombinierte Hepatitis-A- und -B-Impfung.
- Jährliche Influenza-Impfung empfohlen.

Hämolytisch-urämisches Syndrom (HUS)

Nach HUS sollte 2 Jahre auf Impfungen verzichtet werden, insbesondere auf Lebendimpfungen, da Rezidive nach Impfungen beschrieben werden. Der Kausalzusammenhang ist allerdings nicht eindeutig belegt.

Hämophilie

Normaler Impfplan, zusätzlich Hepatitis A und B.
I.m. Injektionen sollten grundsätzlich vermieden werden. Daher dürfen die Impfungen ausnahmsweise s.c. verabreicht werden. Eine vorherige Faktorbestimmung ist nicht nötig. Man sollte einen Druckverband anlegen und für 30–60 Minuten beobachten, dann den Lokalbefund kontrollieren.

Vor passiver Immunglobulingabe, wenn eine i.m. Injektion unvermeidlich ist, sollte eine Faktorsubstitution erfolgen.

Hepatitis B kann intradermal geimpft werden (mit 10% der Normaldosis).

Hauterkrankungen

Ekzeme (Neurodermitis), Psoriasis und viele andere Dermatosen stellen keine Kontraindikation für Impfungen dar. Da früher die Pockenimpfung bei Ekzempatienten schwere Komplikationen hervorrufen konnte (Eczema vaccinatum), ist bis heute noch das Vorurteil anzutreffen, dass bei Hauterkrankungen nicht geimpft werden dürfe. Dies ist inzwischen überholt. Auf eine ausreichende Hautdesinfektion ist jedoch grundsätzlich zu achten.

Heimunterbringung

Personen in Sammelunterkünften sollten die normalen Impfungen entsprechend STIKO-Empfehlung erhalten. Impflücken sind ggf. zu schließen.

Ferner sind Influenza-, Hepatitis-A- und Hepatitis-B-Impfung empfohlen, da ein erhöhtes Risiko besteht (sowohl für Heimbewohner als auch für Betreuer).

Dies gilt für alle Sammelunterkünfte und Heime, ganz gleich, ob gesunde oder chronisch Kranke bzw. behinderte Personen betreut werden.

Herzfehler

Normales Impfprogramm bei allen angeborenen Vitien. Interaktionen mit Medikamenten spielen keine wesentliche Rolle. Unter einer ASS-Therapie ist die Varizellen-Impfung theoretisch ein Problem (Reye-Syndrom), praktisch sind aber keine Erkrankungen bzw. erhöhte Risiken nachgewiesen.

Bei erworbenen Herzfehlern, z.B. im Rahmen von entzündlichen Erkrankungen, sollte das Abklingen der aktiven Krankheitsphase abgewartet werden, ansonsten normale Impfungen.

HIV

☞ AIDS.

Hühnereiweißallergie

Bei der Herstellung einiger Impfstoffe werden als Kulturmedien Hühnereier oder Bestandteile davon verwendet. Spuren dieser Kulturmedien können prinzipiell im Impfstoff auftauchen. Das Risiko einer Reaktion hängt entscheidend von der Art des Kulturmediums und der Anzahl und Effektivität der Reinigungsschritte bei der Impfstoffherstellung ab, ☞ Tab. 7. Ferner spielt der Sensibilisierungsgrad des Patienten eine Rolle:

- Unverträglichkeit nur im Hauttest (oder RAST > 3) nachgewiesen, aber klinisch nicht relevant → diese Patienten sind nicht gefährdet.
- Unverträglichkeit bekannt, ohne anaphylaktische oder schwere Sofortreaktion (z.B. Neurodermitis oder subjektive Symptome ohne allergologischen Nachweis) → diese Patienten sind gering gefährdet.
- Klinisch relevante Hühnereiweißallergie, mit Sofortreaktion und Schocksymptomatik in der Anamnese → in diesem Falle ist ernsthaft mit Impfkomplikationen zu rechnen.

Faustregel: Wer Hühnerei essen kann, ohne klinisch relevante Symptome zu bekommen, kann sich bedenkenlos impfen lassen.

Wenn trotz reeller Gefährdung geimpft werden muss, gibt es verschiedene Möglichkeiten:

- Impfung nach vorrausgehendem Pricktest mit dem Impfstoff: nicht zuverlässig.
- Fraktionierte Impfung mit mehreren Injektionen, z.B. verdünntem Impfstoff, dann 10% der Dosis, dann volle Dosis: verminderte Akzeptanz, nicht empfohlen.
- Normale Impfung und Überwachung über mindestens 60 Minuten, mit abschließender Kontrolle.
- Das Paul-Ehrlich-Institut sieht eine klinisch relevante IgE-vermittelte Hühnereiweißallergie als Kontraindikation der Influenza- und Gelbfieber-Impfung, in der Realität passiert

bei der Influenza-Impfung meist nichts, aber Überwachung und Notfalltherapie müssen zur Verfügung stehen.
- (HDC-Vakzine = Triviraten Berna für die MMR-Impfung: juristisches Problem, da in Deutschland nicht zugelassen und Probleme mit der Kühlkette bei Einzelimport → nicht mehr empfohlen).

Alles Notwendige für eine Schocktherapie bereithalten!

Tab. 7 Impfstoffe, die Spuren von Hühnereiweiß enthalten können.

Impfstoff	Herstellung	Risiko
Masern	Hühnerfibroblasten, d.h. Zellkulturen, die keine kompletten Eibestandteile enthalten. Daher keine Eibestandteile im Impfstoff nachweisbar	Extrem gering
Mumps	Wie Masern	Extrem gering
FSME	Herstellung auf Hühnerfibroblasten, ähnlich wie bei Masern. Durch Inaktivierung des Virus sind weitere, bei Lebendimpfstoffen nicht mögliche Reinigungsschritte durchführbar, sodass im Fertigimpfstoff keine Fremdproteine mehr nachzuweisen sind.	Extrem gering
Tollwut	Wie FSME (PCEC-Vakzine = puified chick embry cell)	Extrem gering
Influenza	Embryonierte Hühnereier: Nach 2–3 Tagen Bebrütung wird die Allantoisflüssigkeit geerntet und gereinigt. Durch Abreicherung ist Ovalbumin (und andere Proteine) in geringen Mengen im Impfstoff enthalten (< 5 µg/Dosis).	Relativ gering
Gelbfieber	Infektion von 8–9 Tage alten embryonierten Hühnereiern. Virusernte durch Entnahme des Embryo am 10. bis 11. Tag. Eine Abreicherung von Hühnereiweiß bedeutet auch Abreicherung von Viren. Pro 0,5 ml Impfstoff bis zu 1,6 mg Hühnereiprotein, entsprechend bis 30% der Trockensubstanz.	Deutlich

Know-how des Impfens

Hydrozephalus

Wie bei infantiler Zerebralparese: im Prinzip alle Impfungen nach Plan, auch Pertussis und MMR.

Hyposensibilisierung (= Immuntherapie, „Allergie-impfung")

Während einer laufenden Hyposensibilisierung sind Impfungen gegen Diphtherie, Tetanus, Pertussis, HiB, Mumps, Masern, Röteln, Polio, FSME und Hepatitis A/B ohne Probleme möglich. Allerdings sollten grundsätzlich 3 Tage Abstand nach der Injektion des Allergenpräparats abgewartet werden. Eine Notfallimpfung z.B. gegen Tetanus oder Tollwut kann immer erfolgen.

Nach einer Tot-Impfstoff-/Toxoid-Impfung kann die Hyposensibilisierung nach einer Woche Abstand fortgesetzt werden. Nach Lebendimpfungen sollte mindestens 2 Wochen abgewartet werden, um nicht die nachfolgende Allergeninjektion auf dem Höhepunkt der Immunreaktion vorzunehmen.

Auffrischungen gegen Diphtherie und Tetanus sind auch während der Steigerungsphase der Therapie unbedenklich. Ansonsten sollte man lieber erst während der Erhaltungsphase impfen, zumal dann auch die Abstände leichter eingehalten werden können.

Immundefekte

Angeborene Immundefekte

Eine sehr heterogene Gruppe von Störungen. Ohne weitere Abklärung sind Impfungen bei Immundefizienz grundsätzlich kontraindiziert. (Besonders problematisch war die BCG-Impfung).

Zusätzliche Impfung: **Pneumokokken**.

Prinzipiell gilt: Tot-Impfstoffe sind relativ unproblematisch, evtl. unwirksam, Lebendimpfstoffe sind potentiell gefährlich.

Eine Varizellenimpfung kann bei *schweren* angeborenen oder erworbenen Immundefekten schwere generalisierte Impfvarizellen auslösen.

Die besonderen Gesichtspunkte der wichtigsten Immundefektklassen:

- **IgA-Mangel:** Alle Impfungen mit Tot-Impfstoffen und parenteralen Lebendimpfstoffen nach Plan, da kein Einfluss auf Immunogenität oder Nebenwirkungen besteht. Die meisten Fälle von IgA-Mangel sind nicht diagnostiziert, diese Menschen wurden und werden offenbar komplikationslos geimpft, Schäden und Probleme sind nicht bekannt.
- **IgG-Subklassen-Mangel:** Es handelt sich um relativ häufige, aber sehr heterogene Defekte teils ohne klinische Relevanz. Prinzipiell sollten bei solchen Patienten die Tot-Impfstoff-/Toxoid-Impfungen nach Plan vorgenommen werden mit nachfolgender Titerkontrolle. Wird eine normale Immunität aufgebaut, sind Impfungen mit Lebendimpfstoffen möglich.
  - Bei isoliertem **IgG4-Mangel:** normale Impfungen ohne Einschränkung.
  - **IgG2-Mangel:** Es besteht eine erhöhte Gefährdung durch HiB-Erkrankungen. Da die Immunogenese schlechter ist, sollte gerade dieser Titer kontrolliert und ggf. nachgeimpft werden.
- **Agammaglobulinämie:** Tot-Impfstoff-/Toxoid-Impfungen sind sinnlos, da keine Antikörper gebildet werden. Bei Impfungen mit Lebendimpfstoffen ist der Patient gefährdet, also **absolute Kontraindikation!** *Auch bei Kontaktpersonen keine Impfungen mit oralen Lebendimpfstoffen (Polio oral und andere)!*
- **Schwerer kombinierter Immundefekt** (SCID) und zelluläre Defekte: keine Lebendimpfungen! Der Patient ist massiv gefährdet. Tödliche Verläufe durch BCG kommen ebenso vor wie schwere Polioerkrankungen durch Schluckimpfung (*auch keine Kontaktpersonen impfen!*). Tot-Impfstoff-/

Toxoid-Impfungen sind bei einigen dieser Defekte möglich, zumindest nicht gefährlich, aber meist unwirksam und somit unsinnig. In Abhängigkeit von der Anzahl funktionierender T-Zellen kann bei einigen zellulären oder kombinierten Immundefekten auch gegen MMR und Varizellen geimpft werden (Beispiel: inkomplettes diGeorge-Syndrom)

· **Komplementdefekte:** Prinzipiell sind Impfungen wirksam, und sollten auch normal durchgeführt werden. Bei Defekten der terminalen Komponenten C5 bis C9 ist die Meningokokken-Impfung zusätzlich indiziert. Ein Risiko durch Lebendimpfungen scheint nicht zu bestehen.

Erworbene Immundefekte
☞ AIDS.

Immunglobulingabe und nachfolgende Impfung

☞ Transfusion.

Impfungen mit **Tot-Impfstoffen** können prinzipiell durchgeführt werden (es wird trotzdem eine ausreichende Immunogenese erreicht). Bei **Lebendimpfstoffen** ist ein mehrmonatiger Abstand zur Immunglobulingabe nötig, da die Impferreger durch eventuell vorhandene Antikörper abgefangen werden und so keine Immunität entstehen kann.

Bei „normaler" Dosis (bis 0,4 g/kg i.v.) von Standard-Immunglobulin reichen 3 Monate Abstand bis zur nächsten Lebendimpfung. Ausnahmen: orale Lebendimpfstoffe (Typhus) können trotzdem gegeben werden.

Bei sehr hoher Dosis (z.B. 2 g/kg bei Kawasaki-Syndrom) sollte bis zu 6 Monate abgewartet werden.

⊙ **Cave:** Auch spezifische Immunglobuline, z.B. Tetanus-Immunglobulin, enthalten geringe Mengen anderer Immunglobuline. Daher ist auch hier ein Sicherheitsabstand sinnvoll.

Sonderproblem: Anti-D-Prophylaxe und Röteln-Impfung können gleichzeitig indiziert sein. Hier sollte der Röteln-Impftiter nach 2–3 Monaten kontrolliert werden, um den Impferfolg zu dokumentieren.

Immunsuppression

Sind immunologische Funktionen ganz oder teilweise durch medikamentöse Intervention ausgeschaltet, heißt dies noch nicht, dass gar keine Immunantwort mehr stattfinden kann. Andererseits bedeutet es jedoch, dass eine reguläre Abwehr gegenüber lebensfähigen Erregern nicht immer aufgebaut werden kann.

- **Lebendimpfstoffe** sind prinzipiell problematisch, daher ggf. Rückfrage bei der behandelnden Spezialambulanz.
- Steroidtherapie ☞ Kortikosteroide.
- **Ciclosporin:** Wegen der spezifischen Wirkung auf T-Zellen keine Lebendimpfstoffe verwenden.
- **Methotrexat:** Unter einer Dauertherapie mit niedrig dosiertem MTX (z.B. auch bei rheumatischen Erkrankungen) können Impfungen durchgeführt werden, wobei eine Titerkontrolle sinnvoll ist, zumindest bei den Lebendimpfungen.
- **Zytostatische (Langzeit-)Therapie:** Alle Tot-Impfstoff-/Toxoid-Impfungen möglich, aber mit Titerkontrolle. Impfungen mit Lebendimpfstoffen sollten möglichst bis zum Ende der Therapie verschoben werden. (Ausnahme: Varizellen-Impfung ☞ Leukämie)
- Da sich immunsupprimierte Patienten öfter in Kliniken/Ambulanzen/Reha-Abteilungen aufhalten sowie häufiger transfundiert werden, ist eine Hepatitis-A- und -B-Impfung anzuraten, unbedingt anschließende Titerkontrolle.
- Fand unter Immunsuppression eine **Varizelleninfektion** und eine Therapie mit Aciclovir und/oder Immunglobulin statt, kann es sein, dass keine Immunität gegen Varizellen besteht. In solchen Fällen sind eine Titerbestimmung und eine nachfolgende Varizellen-Impfung sinnvoll, sobald keine Kontraindikation mehr besteht.

☞ nephrologische Erkrankungen, ☞ Sonderfälle, rheumatische Erkrankungen.

Infantile Zerebralparese (ICP) / Schwerbehinderte

Kinder (und Erwachsene) mit schwerer hirnorganischer Störung haben Anspruch auf denselben Impfschutz wie Gesunde. Sie sind sogar durch einige Infektionen vermehrt gefährdet. Alle Impfungen sollten nach Plan vorgenommen werden. Ggf. ist die Pertussis-Impfung nachzuholen, auch nach dem Kleinkindesalter.

Bei Heimunterbringung:
- Hepatitis-A- und -B-Impfung sinnvoll.
- Regelmäßige Influenza-Impfung.

Infektionen, akute, unmittelbar nach Impfung

Leichtere Infekte, z.B. Schnupfen, Bronchitis ohne wesentliches Fieber, Harnwegsinfekte etc. haben keinen Einfluss auf den Impferfolg, auch nicht bei Lebendimpfstoffen.
- **Tot-Impfstoffe:** Impfungen brauchen nicht wiederholt werden, wenn kurz nach der Impfung eine akute Infektion auftritt (z.B. Varizellen). Der Impferfolg ist nicht gefährdet.
- **Lebendimpfstoffe:** Impfungen können durch Interferenz der akuten Erkrankung (z.B. Varizellen wenige Tage nach MMR-Impfung) unwirksam sein bzw. nur einen unvollständigen Schutz bewirken. Daher z.B. nach 3–12 Monaten ohne vorherige Titerkontrolle nachimpfen.

Knochenmarkstransplantation

Nach heterologer Knochenmarkstransplantation (KMT) hat der Patient ein neues Immunsystem. Auch nach autologer KMT können einzelne immunologische Funktionen verloren gehen.

Prinzipiell sollten nach KMT die Impftiter bestimmt werden, zum einen zur Bestandsaufnahme, zum anderen auch zur Funktionsdiagnostik.

Mit dem aktiven Impfprogramm sollte nach frühestens 2 Jahren begonnen werden, wenn keine (wesentliche) Immunsuppression mehr nötig ist und die Gefahr der akuten Abstoßung nicht mehr besteht. Zunächst werden die Tot-Impfstoff-/Toxoid-Impfungen vorgenommen und der Erfolg durch Titerkontrollen dokumentiert. Bei normalem Titeranstieg können die Impfungen mit Lebendimpfstoffen angeschlossen werden.

Komplementeffekte

☞ Immundefekte.

Kortikosteroidtherapie

Je nach Dosis und Applikationsart können Kortikosteroide die Immunogenese beeinflussen:
- Systemische Therapie:
  - < 2 Wochen bzw. geringe Dosis (< 1 mg/kg KG/d Prednison) bzw. alternierend: keine Einschränkung.
  - Langzeittherapie (> 2 Wochen, ≥ 2 mg/kg KG/d Prednison): keine Lebendimpfstoffe bzw. mindestens 4 Wochen Abstand. Bei Tot-Impfstoff-/Toxoid-Impfung werden schlechtere Titer aufgebaut, besonders bei der Erstimpfung. Daher Titerkontrollen. Auffrischungen sind meist unproblematisch.
  - Soll vor einer geplanten systemischen Steroidtherapie noch gegen Varizellen geimpft werden, sollte man ca. 3 Wochen nach Impfung die Serokonversion nachweisen, ggf. nachimpfen und die Steroidtherapie 4 Wochen nach der Impfung beginnen.
- **Pulstherapie:** Dabei wird i.d.R. an 3 aufeinanderfolgenden Tagen mit sehr hohen Dosen Methylprednisolon behandelt. Die Plasmacortisolspiegel erreichen frühestens nach 3–4 Wochen wieder die Ausgangswerte. Impfungen sind während einer Pulstherapie kontraindiziert. Tot-Impfstoffe sollten je nach anschließender systemischer Steroidtherapie frühestens 6–8 Wochen nach der letzten Hochdosisgabe angewendet werden, Lebendimpfstoffe frühestens nach 3 Monaten.
- **Rektale Anwendung:** Bei einmaliger/kurzzeitiger Anwendung keine Auswirkung auf die Impfindikation.
- **Intraartikuläre Anwendung:** keine Auswirkungen.

- **Inhalative Therapie:** Bei der in fast allen Fällen angewendeten niedrigen bis mittelhohen Dosis ist keine Auswirkung auf den Impferfolg zu erwarten. Asthmatiker sollten unbedingt normal geimpft werden.
- **Topische** (dermatologische) **Anwendung:** Bei altersadäquater Präparatewahl und Anwendung sind keine Auswirkungen auf Impfungen zu erwarten, auch nicht bei Anwendung im Impfareal.

Lebererkrankung, chronische

Prinzipiell sind alle Impfungen nach Plan möglich. Bei Gerinnungsstörungen keine i.m. Injektionen bzw. Normalisierung abwarten oder durch Faktorensubstitution herbeiführen.

Bei biliärer Zirrhose oder anderen nichtinfektiösen Lebererkrankungen sind Hepatitis-A- und -B-Impfung indiziert. Bei einigen Erkrankungen ist mit schlechter Immunogenität zu rechnen, daher Titerkontrolle.

Eine neonatale Hyperbilirubinämie gleich welcher Ursache ist keine Kontraindikation für Impfungen!

Leukämie und maligne Erkrankungen

Es existieren keine einheitlichen Empfehlungen. Sinnvoll sind folgende Maßnahmen:
- Kontrolle der Impftiter nach der Akutphase der Chemotherapie, wenn sich die B-Zell-Funktion wieder erholt hat.
- Aufstellung eines gezielten Impfplans.
- Beginn der Impfungen mit Tot-Impfstoffen 6 Monate nach Ende der Hochdosis-Chemotherapie.
- Wenn diese Impfungen vertragen wurden und gute Titer aufgebaut wurden, anschließend die ausstehenden Impfungen mit Lebendimpfstoffen vornehmen.
- Die Einstellung zur Varizellen-Impfung ist in den einzelnen Zentren sehr unterschiedlich. Prinzipiell sollten Patienten mit malignen Erkrankungen, v.a. Kinder, einen Varizellenschutz haben. Die Rate an Impfvarizellen liegt deutlich höher (14–50%), die Verträglichkeit ist aber im Allgemeinen

gut, die Serokonversionsrate fast so gut wie bei Gesunden (90–95%). Die Übertragung von Impfviren auf die Umgebung scheint bei immunsupprimierten Patienten gelegentlich vorzukommen. Die GPOH (Gesellschaft pädiatrische Onkologie und Hämatologie) lehnt die Varizellenimpfung auch während der Dauertherapie ab (Stand 2005), im Gegensatz zur STIKO-Empfehlung. Begründung ist die Gefährdung durch die eventuell nötige Unterbrechung der Therapie und die erhöhte Komplikationsrate der Impfung.

☞ Immunsuppression.

Mukoviszidose

Normaler Impfplan. Pertussis ist besonders wichtig, daher ggf. nachholen, auch bei älteren Kindern oder sogar Erwachsenen.
Ansonsten zusätzlich:
- Influenza-Impfung jährlich,
- Pneumokokken-Impfung,
- Pseudomonas-Impfung ist in klinischer Prüfung.

Multiple Sklerose (Encephalomyelitis disseminata, MS)

Bisher gibt es keine eindeutigen Hinweise, dass die MS durch Impfungen ausgelöst oder aktiviert werden kann. Natürlich können Erkrankungsschübe in zeitlichem Zusammenhang mit Impfungen auftreten. Die indizierten Impfungen können und sollen bei Patienten mit MS durchgeführt werden, wobei man möglichst eine stabile Krankheitsphase abwarten sollte, wenn dies von der Impfindikation her möglich ist. Die Influenza-Impfung ist grundsätzlich indiziert, eine Auslösung von Schüben nach Influenza-Impfung ist nicht bekannt.
Vor allem in Frankreich wurde ein Zusammenhang zwischen Hepatitis-B-Impfung und Auslösung einer MS diskutiert. Ein zeitlicher Zusammenhang wurde deswegen vermutet, weil großangelegte Impfkampagnen bei Jugendlichen und jungen Erwachsenen mit dem Hauptmanifestationsalter der MS zusammentreffen und daher von vielen Patienten und auch Ärzten ein kausaler Zusammenhang vermutet wurde. Die bis-

herigen Daten lassen einen solch ursächlichen Zusammenhang nicht vermuten, die Daten der systematischen prospektiven Erhebung stehen aber noch aus.

Unter einer Interferon-Therapie dürften Tot-/Toxoid-Impfungen unproblematisch sein.

Muskelerkrankungen

Genetisch bedingte neuromuskuläre Erkrankungen sind eine heterogene Gruppe verschiedener Störungen. Prinzipiell ist ein normaler Impfplan anzuwenden, mit einigen Besonderheiten:

- Prinzipiell sind i.m. Injektionen möglich, soweit die Muskelmasse ausreichend ist. Eine zusätzliche Schädigung durch die (wenigen) i.m. Injektionen ist nicht bekannt.
- Bei Heimunterbringung ist an Hepatitis-A- und -B-Impfung zu denken.
- Wenn die Atemmuskulatur betroffen ist, zusätzlich Pneumokokken- und jährliche Influenza-Impfung

Narkose

☞ Operationen.

Nephrologische Erkrankungen

Prinzipiell normales Impfprogramm. Bei Glomerulonephritis wird eine Pause von 3 Monaten nach dem letzten pathologischen Urinbefund empfohlen.

Bei Autoimmunerkrankungen Impfungen je nach Therapie (☞ Immunsuppression).

Bei Erkrankungen, die mit einiger Wahrscheinlichkeit zur Nierentransplantation führen können, ist das oberste Ziel der Aufbau eines kompletten Impfschutzes, d.h. bei Kindern zeitgerechte Impfung nach STIKO-Plan.

Impfempfehlungen in Abhängigkeit von der Immunsuppression bei nephrologischen Erkrankungen zeigt Tabelle 8.

Tab. 8 Impfempfehlungen in Abhängigkeit von der Immunsuppression bei nephrologischen Erkrankungen.

Impfstoff	Nieren-insuffi-zienz	Nephroti-sches Syn-drom und Standard-Immunsup-pression	Nephroti-sches Syn-drom und intensivierte Immunsup-pression	Nieren-trans-planta-tion
Toxoide und inakti-vierte Impf-stoffe	ja	ja	ja	ja
MMR	ja	in Remission	nein	nein
Varizellen	ja	in Remission	?	vor Trans-planta-tion

Spezielle Probleme:

- Bei zunehmender Niereninsuffizienz ist wegen der schlechteren Immunogenese bei der Hepatitis-B-Impfung auf die richtige Dosis zu achten: Anhebung des Antigengehalts (40 µg/Impfung = HBVAXPRO® 40). Nach 3 Dosen Überprüfung des Anti-Hbs-Titers, bei < 100 IE/l 3 weitere Impfungen. Wenn dann immer noch kein Titeranstieg erfolgt (bei etwa 25% niereninsuffizienter Patienten), kann man kaum davon ausgehen, dass weitere Impfungen noch zur Serokonversion führen.
- Bei Kleinkindern mit Transplantionsindikation kann die MMR-Impfung schon ab dem 9. Lebensmonat erfolgen, mit Titerkontrolle.
- Die Varizellen-Impfung ist auch als Nachholimpfung indiziert.
- Pneumokokken-Impfung bei Kindern mit nephrotischem Syndrom.
- Generell ist die Schutzrate einiger Impfungen bei Niereninsuffizienz geringer (HiB, Hepatitis B, Influenza).
- FSME bei entsprechender Indikation möglich.

- Gelbfieber, Typhus oral, Cholera bei Transplantierten und/oder Immunsuppression kontraindiziert.
☞ Transplantation.

Nephrotisches Syndrom

Normaler Impfplan. Allerdings sollte eine stabile Krankheitsphase abgewartet werden, auch eine immunsuppressive Therapie sollte möglichst abgesetzt oder nur noch niedrig dosiert sein. Es besteht eine besondere Gefährdung für invasive HiB-Erkrankungen, daher Impfung bei Bedarf bis zum 8. Lebensjahr nachholen. Ferner kommen durch IgG-Mangel bedingte Pneumokokken-Peritonitiden vor.
Über den Impfplan hinaus sind also empfohlen:
- Hepatitis-B-Impfung (wegen schlechter Immunogenität Titerkontrolle, wenn nötig, Nachimpfung mit erhöhter Dosis),
- Influenza-Impfung jährlich,
- Pneumokokken-Impfung,
- Varizellen-Impfung, wenn noch keine Immunität besteht.

Neurologische Erkrankungen

Eine akute neurologische Erkrankung (Enzephalitis, Meningitis, Neuritis) sollte ausgeheilt sein, bevor man impft. Defektzustände sind keine Kontraindikation. Dabei sollten die Eltern bzw. der Patient aber darauf aufmerksam gemacht werden, dass die neurologische Schädigung bereits eingetreten ist und nicht später der Impfung angelastet werden kann. Bei floriden chronischen ZNS-Erkrankungen ist i. d. R. davon auszugehen, dass die Erkrankung durch Wildviren (z. B. Masern) sicher gefährlicher ist als durch die Impfung. Wenn es in zeitlichem Zusammenhang mit einer Impfung zu einem Schub oder einer Verschlechterung der Grunderkrankung kommt, ist dies in den meisten Fällen ein zufälliges Zusammentreffen, was aber meist schwer begreiflich zu machen ist. Tot-Impfungen sind mit ziemlicher Sicherheit unproblematisch. Anzustreben ist hier eine reguläre Impfung nach STIKO-Plan, ggf. zusätzlich Influenza.
☞ Multiple Sklerose.

Neurodegenerative Erkrankungen

Normaler Impfplan, zusätzlich (wegen häufiger Heimunterbringung) Hepatitis-A- und -B-Impfung.
Bei einigen sehr seltenen Erkrankungen können besondere Gesichtspunkte bzgl. Impfplan und Injektionstechnik bestehen, daher ggf. Rücksprache mit betreuender Spezialambulanz.

Neurodermitis

Normaler Impfplan! Weil früher die Pocken-Impfung kontraindiziert war, hält sich bei manchen Ärzten und vielen Patienten immer noch die Meinung, Kinder mit Ekzem dürften nicht geimpft werden. Das ist falsch. Die Pertussis-Impfung ist wegen der Asthmagefährdung sogar besonders wichtig.
Es sollte nach Möglichkeit eine stabile Krankheitsphase abgewartet werden. In einigen Fällen besteht eine besonders starke Diphtherie-Reaktion bei schlechter Immunogenese gegen Tetanus.

Niereninsuffizienz

☞ Nephrologische Erkrankungen.

Nierentransplantation

☞ Transplantation.

Operationen

Die Frage des Impfabstands stellt sich nur, wenn OP- und Impfzeitpunkt frei wählbar sind.

Impfung vor OP / Narkose:
- Bei Tot-Impfstoff- / Toxoid-Impfungen ist kein Abstand nötig.
- Durch Impfung mit Lebendimpfstoffen kann es zum Abfall der T4-Zellen kommen, daher sollte bei elektiven Eingriffen ein Abstand von mindestens 14 Tagen bis zur OP eingehalten werden (STIKO-Empfehlung).

Impfung nach OP/Narkose: Alle Impfungen bis auf Notfälle sollten erst dann erfolgen, wenn die Wundheilung abgeschlossen ist bzw. die unmittelbaren OP-Folgen vollständig abgeklungen sind.

Organtransplantation

☞ Transplantation.

Rheumatische Erkrankungen

Alle Impfungen nur nach Abwägung des Nutzens. Aktivierung der Erkrankung durch Impfungen prinzipiell möglich. Eventuell kann man sich durch Titerkontrollen behelfen. Bei entsprechender Indikation sind alle Impfungen möglich. Konsens- oder evidenzbasierte Empfehlungen gibt es nicht. Die Arbeitsgemeinschaft für Kinder- und Jugendrheumatologie empfiehlt grundsätzlich Impfungen entsprechend den STIKO-Empfehlungen
Im Einzelnen ist zu beachten:

- **Vor einer Immunsuppression** können und sollen alle Impfungen einschließlich MMR durchgeführt werden, Abstand bei Lebendimpfungen 3 Wochen.
- **Zusätzlich** sind Pneumokokken- und Influenza-Impfung empfohlen, bei negativer Anamnese auch Varizellen-Impfung.
- **Toxoid-/Tot-Impfstoffe** sind auch unter immunsuppressiver oder immunmodulierender Therapie (Methotrexat, Ciclosporin A, Leflunomid, Prednisolon-Äquivalent bis 1 mg/kg/d, Etanercept u.a.) verwendbar. Es muss mit einem verminderten Titeranstieg gerechnet werden, daher ggf. Titerkontrolle. Es gibt bisher keine Daten, die auf eine Verschlechterung oder Aktivierung einer Autoimmunerkrankung durch Impfungen hindeuten.
- **Lebendimpfungen** sind in aktiven Krankheitsphasen unter Immunsuppression problematisch bzw. kontraindiziert (☞ Immunsuppression). Ggf. z.B. Varizellen-Impfung 3 Wochen vor Beginn einer Immunsuppression.

- Die **Röteln**-Impfung kann v.a. bei Jugendlichen und Erwachsenen zu einer chronischen Arthritis führen, ist also eher kritisch zu bewerten.

☞ Kortikosteroide

Schwangerschaft

☞ Schwangerschaft und Stillzeit.

Shwachman-Syndrom

Impfung nach Plan. Auch eine passagere Granulozytopenie stellt keine Kontraindikation für Impfungen dar.

Splenektomie

Wegen des Verlustes der Opsonisierungsfähigkeit besteht bei Asplenie ein höheres Risiko für septische Erkrankungen mit bakteriellen Erregern, insbesondere Pneumokokken, aber auch Meningokokken und Haemophilus. Bei geplanter Splenektomie sollten die Impfungen bis 14 Tage vor der OP erfolgen. Bei ungeplanter Splenektomie (z.B. Unfall) Beginn mit der Impfung, sobald die unmittelbaren OP-Folgen abgeklungen sind, i.d.R. nach 1–2 Wochen. Der Schutz beginnt bei sonst normalem Immunsystem nach etwa 2–3 Wochen. Alle Schutzmaßnahmen führen nicht zu einer absoluten Sicherheit, sodass der Patient bzw. die Eltern die klinischen Zeichen einer Sepsis kennen sollten und im Zweifelsfall unmittelbar ärztliche Hilfe aufsuchen.

- **Pneumokokken-Impfung:** Bis zum Ende des 2. Lebensjahres wird Konjugat-Impfstoff empfohlen, danach der polyvalente Polysaccharid-Impfstoff. Da es zahlreiche Pneumokokken-Serotypen gibt, können mehrfache Sepsen vorkommen. Die Impfung ist also auch nach einer überstandenen Pneumokokkensepsis indiziert. Wenn diese Sepsis durch einen im Impfstoff enthaltenen Serotyp hervorgerufen wurde, kann es zu einer verstärkten Lokalreaktion führen.
- **HiB:** Da bei Asplenie vermehrt invasive HiB-Infektionen vorkommen können, ist auch nach dem 5. Lebensjahr eine

HiB-Impfung empfohlen (einmalige Impfung ohne Auffrischungen).
* **Meningokokken:** Die STIKO empfiehlt für Patienten ab 2 Jahren quadrivalenten Polysaccharid-Impfstoff, für Kinder unter 2 Jahren Konjugat-Impfstoff, Auffrischung mit Polysaccharid-Impfstoff ab Ende des 2. Lebensjahres.

Ferner sollte man an die Antibiotikaprophylaxe denken (☞ Tab. 9): Bei Kindern mit angeborener Asplenie ist die Antibiotikaprophylaxe ab dem 2. Lebensmonat indiziert. Bis zum 5. Geburtstag $2 \times 200\ 000$ E/d, danach $2 \times 400\ 000$ E/d bis zur Adoleszenz.

Tab. 9 Notwendige Dauer der Penicillinprophylaxe nach Splenektomie.

Grunderkrankung	Splenektomie	
	Nach 5. Lebensjahr	Vor 5. Lebensjahr
Thalassämie	lebenslang	lebenslang
Sphärozytose	lebenslang	2 Jahre
Sichelzellanämie	bis 6. Lebensjahr	bis 6. Lebensjahr
ITP	lebenslang	2 Jahre
Unfall	lebenslang	2 Jahre
Morbus Hodgkin	lebenslang	4 Jahre

Stillzeit

☞ Schwangerschaft und Stillzeit.

Stoffwechseldefekte

Prinzipiell normaler Impfplan. Angeborene Stoffwechseldefekte sind extrem heterogen bzgl. ihrer Auswirkungen (auch auf das Immunsystem). Daher ist im Einzelfall mit der betreuenden Spezialambulanz Rücksprache zu nehmen. Da bei einigen Stoffwechseldefekten metabolische Entgleisungen durch Infekte vorkommen (z. B. bei Propionazidämie), ist mit gleichartigen Reaktionen auch bei Impfungen zu rechnen.

Thiomersalallergie

Allergien gegen Thiomersal sind selten, stellen aber insofern ein Problem dar, weil viele Tot-Impfstoffe diesen Konservierungsstoff enthalten. Es ist zu unterscheiden zwischen einer Kontaktallergie und einer anaphylaktischen Reaktion.

Bei einer Kontaktallergie kann durchaus weiter geimpft werden, es werden verstärkte Lokalreaktionen auftreten, die aber den Impferfolg nicht gefährden. Bei einer systemischen Reaktion auf Thiomersal verbieten sich weitere Impfungen, die diesen Konservierungsstoff enthalten. Da in den Fachinformationen pauschal von „Unverträglichkeit" gesprochen und nicht zwischen den beiden Arten der Allergie unterschieden wird, besteht ein juristisches Risiko, wenn man bei bestehender Kontaktallergie einen solchen Impfstoff verwendet. Es ist also eine besondere Aufklärung und Dokumentation nötig.

Thrombozytopenie

Besteht eine lang dauernde Thrombozytopenie, sind die Standardimpfungen auch bei niedriger Thrombozytenzahl durchzuführen. Da bei i.m. Injektionen vermehrt Blutungen auftreten, sollte mit einer 21er-Nadel tief subkutan geimpft werden, ohne vorheriges Durchspritzen und mit nicht zu flachem Injektionswinkel. Sofort nach der Injektion muss für mindestens 3 Minuten Druck auf die Injektionsstelle ausgeübt werden, ggf. sogar ein Druckverband angelegt werden. Diese Empfehlung gilt nur für Impfstoffe, die von der zulassenden Stelle (Paul-Ehrlich-Institut) auf Antrag des Herstellers zugelassen sind für die subkutane Anwendung in Ausnahmefällen, was in der Fachinformation erwähnt ist. Bei subkutaner Injektion muss bei der Hepatitis-B-Komponente mit verminderter Immunogenität gerechnet werden.

Wenn aus anderen Gründen Thrombozytenkonzentrate gegeben werden müssen, sollte man die Chance nutzen, auch gleich zu impfen.

Da es nach der MMR-Impfung auch spontan zu einer Thrombozytopenie kommen kann, besteht zumindest theoretisch eine erhöhte Rezidivgefahr. Die Gefahr ist zwar geringer, als nach „natürlichen" Masern oder Röteln, sollte den Eltern gegenüber aber erwähnt werden.

Transfusion

Bei einer Vollblut-Transfusion werden auch Antikörper (☞ Immunglobuline) übertragen, sodass in den nächsten 3 Monaten keine Impfung mit Lebendimpfstoff vorgenommen werden sollte (Ausnahme: orale Impfstoffe), da eine sichere Immunantwort nicht gewährleistet ist.

Erfolgt in den ersten Tagen *nach* einer Lebendimpfung (z. B. MMR) eine Transfusion z. B. im Rahmen eines Unfalls, sollte nach 3 Monaten nachgeimpft werden (vorherige Titerkontrolle nicht nötig).

Transplantation (TX)

Eine Organ- oder Knochenmarkstransplantation ist für sich allein keine Kontraindikation für Impfungen. In der Regel stellt die begleitende Immunsuppression den entscheidenden limitierenden Faktor dar. Ist eine Organtransplantation absehbar, sollte rechtzeitig der Impfschutz aktualisiert werden, wenn keine sonstigen Kontraindikationen bestehen.

- **Tot-Impfungen** sind prinzipiell möglich, in Abhängigkeit von der Immunsuppression. In den ersten Monaten nach TX besteht zwar kein erhöhtes Risiko, aber die Impfungen sind wahrscheinlich unwirksam. Meist sind nach ca. 1 Jahr Tot-Impfungen möglich. Titerkontrollen und ggf. Nachimpfungen bei unzureichender Wirkung sind sinnvoll. Die Impfstrategie richtet sich also nach der Intensität und Art der immunsuppressiven Therapie (☞ Immunsuppression).
- **Lebendimpfungen** (MMR, Typhus oral, Gelbfieber) sind kontraindiziert. Auch bei Varizellen ist der potentielle Nutzen oft geringer als das Risiko ungewöhnlicher Impfreaktionen. Je nach T-Zell-Suppression kann in einigen Fällen (z. B. nach Herztransplantation) auch anders entschieden werden.

☞ Nephrologische Erkrankungen.

Viruserkrankungen

☞ Infektionen, akute.

Fernreiseberatung

Die Beratung vor Fernreisen stellt angesichts zunehmender Reiselust gerade auch älterer Menschen einen immer häufiger werdenden Konsultationsanlass dar. Qualifizierte und individuelle Beratung hilft Probleme auf Reisen zu vermeiden; gleichzeitig ergibt sich die Möglichkeit, bestehende Impflücken zu schließen und Patienten an die Praxis zu binden.

Einige Patienten haben bereits im Vorfeld Informationen von mehr oder weniger verlässlichen Beratungsstellen oder Tropeninstituten eingeholt. Der beratende Arzt sollte diese manchmal pauschaliert gegebenen Empfehlungen jedoch kritisch überprüfen und an die individuellen Vorgaben des Patienten anpassen. Dafür ist die Kenntnis des Reiseziels hilfreich, aber nicht unabdingbare Voraussetzung. Wichtige Informationen können z.B. aus den regelmäßigen Veröffentlichungen der WHO gewonnen werden.

Anamnese

- Reiseziel, -zeit, -dauer,
- Art der Reise (Studienreise, Aktivurlaub, Pauschalreise, Clubaufenthalt, Trekking),
- Impfanamnese,
- chronische, akute Erkrankungen, Dauermedikamente (auch Kontrazeptiva!),
- Allergien und Unverträglichkeit.

Allgemeine Beratung

- Verhaltensempfehlung zur Vermeidung und Behandlung der Reisediarrhö,
- Prophylaxe von Insektenstichen,
- Umgang mit kleinen Verletzungen,
- Prophylaxe der Reisekrankheit (Seekrankheit).

Spezielle Beratung

Reisetauglichkeit bei Vorliegen schwerer Grunderkrankungen.

Grundsätzlich sollten alle Patienten mit schweren Grunderkrankungen im Besitz eines Europäischen Notfallausweises o. Ä. sein, in dem Art und Dauer der Erkrankung wie auch die aktuelle Medikation vermerkt sind. Ein solcher Ausweis bietet auch Platz für die Eintragung von Allergien und Risikofaktoren.

Koronare Herzkrankheit, Zustand nach Myokardinfarkt, Herzinsuffizienz.

Bei Flugreisen fällt durch Absenken des Kabinendrucks auf 2000–3000 m über Meereshöhe die arterielle Sauerstoffsättigung um ca. 5–8%, womit bei chronisch Herz- oder Lungenkranken Dyspnoe oder ein akutes Linksherzversagen ausgelöst werden kann.

Flugreisen sind kontraindiziert bei:
- Herzinsuffizienz NYHA Stadium III–IV,
- instabiler Angina pectoris,
- in den ersten 3 Monaten nach Herzinfarkt oder sofern die Ejektionsfraktion unter 30% liegt,
- bei permanenter oder häufiger Sauerstoffpflichtigkeit.

In Einzelfällen kann wegen eines dringend notwendigen Fluges eine Untersuchung durch einen Fliegerarzt veranlasst werden, um Unbedenklichkeit zu attestieren.

Asthma bronchiale

Im Normalfall keine Gefährdung bei stabilem und gut eingestellten Asthma. Selbstverständlich sollte die Akutmedikation (β-Mimetika) griffbereit sein. Die Patienten sollten zufriedenstellend mit langwirksamen β-Mimetika und inhalativen Kortikoiden eingestellt sein. Bei permanenter oder häufiger Sauerstoffbedürftigkeit ist eine Reisetauglichkeit meist nicht gegeben. Die Mitnahme eigener Sauerstoffgeräte ist im Allgemeinen nicht gestattet. An Bord des Flugzeugs kann jedoch Sauerstoff verabreicht werden. Eine vorzeitige Information der Fluggesellschaft ist nötig.

Diabetes mellitus

Mahlzeiten möglichst frühzeitig (am Tag der Abreise) auf den Rhythmus der Zeitzone des Ankunftslandes umstellen.

- **Nicht-insulinpflichtige Diabetiker:** Medikamente zu den gewohnten Tageszeiten (allerdings Lokalzeit des Reiseziels) einnehmen. Keine schweren Speisen, während des Fluges möglichst viel Bewegung.
- **Insulinpflichtige Diabetiker:** Häufige Blutzuckermessungen während der ersten 48 Stunden nach Abreise; bei Flügen nach **Westen** Insulindosis um 3% je Stunde Zeitverschiebung **erhöhen**, nach **Osten** um 3% je Stunde Zeitverschiebung **erniedrigen**.

Epilepsie

Flugreise (s.o.), Zeitumstellung, interkurrente Erkrankungen (insbesondere Diarrhö mit unsicherer Medikamentenresorption) stellen zusätzliche Risiken dar. Grundsätzlich sollte das Anfallsleiden medikamentös stabil eingestellt sein (keine Anfälle in den letzten 4 Monaten).

- **Reisen mit Zeitverschiebung nach Osten:** Medikamente zu den üblichen Uhrzeiten einnehmen (Ortszeit).
- **Reisen mit Zeitverschiebung nach Westen:** eine zusätzliche Dosis einschieben, dann Einnahme zu den üblichen Tageszeiten.

Schwangerschaft

Eine Flugtauglichkeit ist bei unkompliziertem Verlauf bis zum 7. Schwangerschaftsmonat gegeben, sofern keine Risikoschwangerschaft vorliegt und dies vom behandelnden Gynäkologen oder Hausarzt bescheinigt wird. Jenseits des 7. Schwangerschaftsmonats muss damit gerechnet werden, dass die Fluggesellschaft die Beförderung ablehnt.

Impfberatung und -plan, Malariaprophylaxe

- Zusammenstellung eines individuellen Impfplans (Muster ☞ Abb. 9). Gelbfieberimpfung und evtl. einzuhaltende Impfabstände berücksichtigen!
- Eintrag der erforderlichen Impfungen zusätzlich im Impfpass (Bleistift).

Dr. med. Muntermacher
Arzt für Allgemeinmedizin
Schöne Str. 1
12345 Blumenhaus
Telefon: 0123 / 123456

Impfplan für:
....

Vor Ihrer geplanten Reise nach:..
vom.........................bis zum..
empfehlen wir Ihnen, folgende Impfungen durchführen zu
lassen:

	Impftermine:
☐ **Tetanus**	
☐ **Diphtherie**	
☐ **Poliomyelitis***	
☐ **Typhus***	
☐ **Hepatitis A aktiv*** *oder*	
☐ **Hepatitis A passiv (Immunglobulin)***	
☐ **Hepatitis B aktiv**	
☐ **Gelbfieber***	
☐ **Cholera***	
☐ **Meningoenzephalitis***	
☐ **FSME (Zecken-Hirnhautentzündung)**	
☐ **Tollwut***	

* Diese Impfungen werden nicht von der Krankenkasse erstattet.

Abb. 9 Muster für einen individuellen Impfplan bei Fernreisen.

- Auf gesondertem Merkblatt Tipps zur nicht-medikamentösen Malariaprophylaxe und genaue Anleitung zur Einnahme der verordneten Prophylaktika. Hinweis auf Verhalten im Fall des Auftretens möglicher Nebenwirkungen sowie von Malariasymptomen (☞ Abb. 10).
- Auswahl der Malariaprophylaktika gemäß den Empfehlungen der WHO oder der Deutschen Tropenmedizinischen Gesellschaft (DTG), die je nach Resistenzlage der Plasmodien jährlich aktualisiert werden. Dosierung der Prophylaktika ☞ Malariaprophylaxe.
- Zeitdauer der Einnahme der Malariaprophylaxe nach Rückkehr:
  - Chloroquin, Mefloquin und Doxycyclin: 4 Wochen.
  - Proguanil: 2 Wochen.
  - Atovaquon/Proguanil: 1 Woche.

Reiseapotheke

Zusätzlich zu einem ausreichenden Vorrat von Dauermedikamenten, Kontrazeptiva und der medikamentösen Malariaprophylaxe kann etwa folgende Ausstattung der persönlichen Reiseapotheke empfohlen werden:
- Wundschnellverband, Heftpflaster, Mullbinde, elastische Binde, Verbandschere, Splitterpinzette, Fieberthermometer,
- Wunddesinfektionsmittel (z.B. Mercuchrom-Jod®) oder -salbe (Polyvidon-Jod, z.B. Frekacid®),
- Analgetika (z.B. Paracetamol oder Ibuprofen),
- Insekten-Repellentien (z.B. Autan®, Bayrepel®),
- Lichtschutzmittel,
- Antihistamin-Gel (z.B. Fenistil®, Soventol®),
- Pulver zur Herstellung einer Elektrolytlösung bei Diarrhoe (z.B. Santalyt®, Elotrans®, Oral-Pädon®),
- Loperamid (z.B. Imodium®, Lopedium®),
- Augentropfen gegen Reizzustände (z.B. Yxin®),
- evtl. Cipropfloxacin für den Fall fieberhafter, blutiger Diarrhoe,

Zur Malariaprophylaxe

Eine Malariaprophylaxe sollte nur dann durchgeführt werden, wenn dies aufgrund der Malariagefährdung im geplanten Reiseland erforderlich ist. Die Gefährdung ist abhängig von der Reisezeit (Trocken- oder Regenzeit) und der Häufigkeit bisher bekannt gewordener Stämme des Malariaerregers, die gegen die Medikamente resistent oder teilweise resistent geworden sind. Für verschiedene Länder können unterschiedliche Prophylaxe-Medikamente notwendig sein.

Für Ihr Reiseziel empfehlen wir zur medikamentösen Prophylaxe

- Chloroquin (z.B. Weimerquin® oder Resochin®),
- Chloroquin mit Proguanil (Paludrine®),
- Mefloquin (Lariam®),
- Atovaquon mit Proguanil (Malarone®).

Die medikamentöse Prophylaxe schützt jedoch nur vor dem **Ausbruch** der durch den Stich der Anopheles-Mücke übertragbaren Krankheit; die **Infektion** selber kann nur durch den Schutz vor Mücken vermieden werden. Deshalb beachten Sie bitte, dass Sie in den Zeiten der Morgen- und Abenddämmerung, in denen die Mücken besonders aktiv sind,

- sich möglichst nicht im Freien aufhalten
- oder langärmelige Bekleidung bevorzugen,
- nur unter Moskitonetzen schlafen (die dicht sein sollten!),
- gegebenenfalls Mückenabwehrmittel benutzen (sogen. repellants, z.B. Autan® oder Bayrepel®),
- Ihre Schränke tagsüber offen lassen, da sich Mücken gerne in den dunklen Winkeln verstecken.

Als zusätzliche Sicherheit können wir Ihnen ein Medikament verordnen, das zur Malaria**behandlung** verwendet wird, falls Sie

- frühestens 5 Tage nach Einreise in malariagefährdete Gebiete Fieber mit Schüttelfrösten, evtl. heftigen Fieberspitzen, Kopfweh und Gliederschmerzen entwickeln

  UND

- nicht innerhalb von 24 Stunden einen Arzt oder ein Krankenhaus zur Diagnosestellung aufsuchen können.

Abb. 10 Merkblatt zur Malariaprophylaxe als Bestandteil der Fernreiseberatung.

Zur medikamentösen Malariaprophylaxe nehmen Sie

- Chloroquin (z.B. Weimerquin® oder Resochin®) einmal wöchentlich je 2 Tabletten, beginnend am Abreisetag bis 4 Wochen nach Rückkehr nach Deutschland.

  - *Nebenwirkungen:*
    Gelegentlich: Magenschmerzen, Übelkeit, Erbrechen, Schwindel, Kopfschmerz, Unruhe.
    Selten: Gefühlsstörungen, Hautausschläge, Juckreiz, Ablagerungen an der Hornhaut, Netzhautschäden.
    Sehr selten: Blutdruckabfall, Änderung der Leberwerte, Blutbildveränderungen.
  - *Geeignet in Schwangerschaft und Stillzeit.*

- Proguanil (Paludrine®) je 1 Tablette morgens und abends vom Abreisetag bis 2 Wochen nach Rückkehr.

  - *Nebenwirkungen:*
    Selten: leichte Verdauungsstörungen, Mundschleimhaut-veränderungen, Juckreiz, Hautausschläge.
    Sehr selten: Haarausfall, Blutbildveränderungen.
  - *Geeignet in Schwangerschaft und Stillzeit.*

- Mefloquin (Lariam®) einmal wöchentlich 1 Tablette, beginnend am Abreisetag bis 4 Wochen nach Rückkehr.

  - *Nicht geeignet in Schwangerschaft und Stillzeit, bei Krampf-leiden und psychischen Erkrankungen, für Gerätetaucher, Bergsteiger, Flieger, LKW-/Bus-/Zugfahrer.*
  - *Nebenwirkungen:*
    Häufig: Schwindel, Benommenheit, Konzentrationsschwäche.
    Gelegentlich: Kopf- und Gliederschmerzen, Schwächegefühl, Gleichgewichtsstörungen.
    Selten: Sehstörungen, Gefühlsstörungen, Angstzustände, Halluzinationen.

- Atovaquone plus Proguanil (Malarone®): 1 Tablette täglich beginnend 48 Stunden vor Einreise in das Risikogebiet bis 7 Tage nach Verlassen des Malaria-gefährdeten Gebietes.

  - *Bedingt möglich in Schwangerschaft und Stillzeit.*
  - *Nebenwirkungen:* Bauchschmerzen, Durchfall, Fieber und Übelkeit möglich.

Wir wünschen Ihnen eine gute Reise und eine gesunde Rückkehr!

Tipp: Auf Rückseite des Fernreiseimpfplans kopieren. Einzelheiten zur Malariaprophylaxe + Malariaprophylaxe.

- wenn absehbar nötig, Scopolaminpflaster oder Cinnarizin-Kapseln gegen Seekrankheit,
- Silbertabletten zur Trinkwasserdesinfektion (Rucksackreisende).

Die Mitgabe von sterilen Kanülen und Spritzen ist wenig sinnvoll, da die sterile Verpackung längere Reisen und v.a. Rucksacktourismus nicht ohne Schaden übersteht. Je nach Reiseland kann das Mitführen solcher Utensilien auch zu folgenschweren Missverständnissen auf Seite der Einreisebehörden führen.

Abrechnung

Beratungen aus Anlass von Urlaubs- oder Berufsreisen gehören nicht zur Leistungspflicht der Gesetzlichen Krankenversicherung. Beratung wie Impfungen müssen deshalb privat verrechnet werden. Verordnungen für eine „Reiseapotheke" erfolgen auf Privatrezept. Darüber muss der Patient **vor** der Beratung durch die Arzthelferin oder den Arzt selber aufgeklärt werden.

Abrechnungsvorschläge:
- Beratung: Ziff. 1 oder 3 GOÄ,
- Untersuchung: Ziff. 5, 6, 7 oder 8 GOÄ,
- Impfung aus Anlass der Fernreise: Ziff. 375 (Injektionsimpfung), ggf. 376 (zusätzliche Impfung).
- Bei außergewöhnlichem Zeitaufwand kann der erhöhte Steigerungsfaktor bis 3,5 ohne vorherige schriftliche Vereinbarung angesetzt werden.

Malariaprophylaxe

Steckbrief der Erkrankung

In subtropischen und tropischen Gegenden endemische Erkrankung durch den Plasmodium-Parasiten. Vier menschenpathogene Plasmodium-Arten:
- *P. falciparum* (Malaria tropica),
- *P. ovale* (Malaria tertiana),
- *P. vivax* (Malaria tertiana),
- *P. malariae* (Malaria quartana).

Die Infektion erfolgt durch den Stich geschlechtsfähiger Weibchen der Mückengattung Anopheles. Die Mücken sind vorwiegend – jedoch nicht ausschließlich! – während der Dämmerung und am frühen Abend aktiv. Sie übertragen die infektiösen Sporozoiten, die sich in Leberzellen zu Schizonten entwickeln. Letztere teilen sich und werden als Merozoiten in den Blutkreislauf entlassen, wo sie Erythrozyten infizieren, sich intrazellulär über das ungeschlechtliche Trophozoitenstadium zu weiteren Merozoiten vermehren und wiederum Erythrozyten infizieren (☞ Abb. 11). Der Erythrozytenzerfall bei Freisetzung der Merozoiten ist Ursache für die Fieberschübe. Er erfolgt bei Malaria tertiana und quartana (*P. malariae, vivax oder ovale*) synchron, daher das typische Zwei- bzw. Dreitagefieber. Bei der Malaria tropica (*P. falciparum*) meist keine Synchronisierung, wodurch der Fieberverlauf völlig unregelmäßig und auch nur gering ausgeprägt sein kann.

Die Veränderung der Erythrozyten durch das intrazelluläre Wachstum der Merozoiten führt zu Änderungen der Erythrozytenform und -oberfläche (eingeschränkte Verformbarkeit, erhöhte Antigenität, verkürzte Lebenszeit, Endothelaffinität), die gerade bei Malaria tropica schwere Verlaufsformen mit disseminierter intravasaler Koagulation, Septikämie oder massiver Hämolyse (zerebrale Malaria, Schwarzwasserfieber) verursachen.

Know-how des Impfens

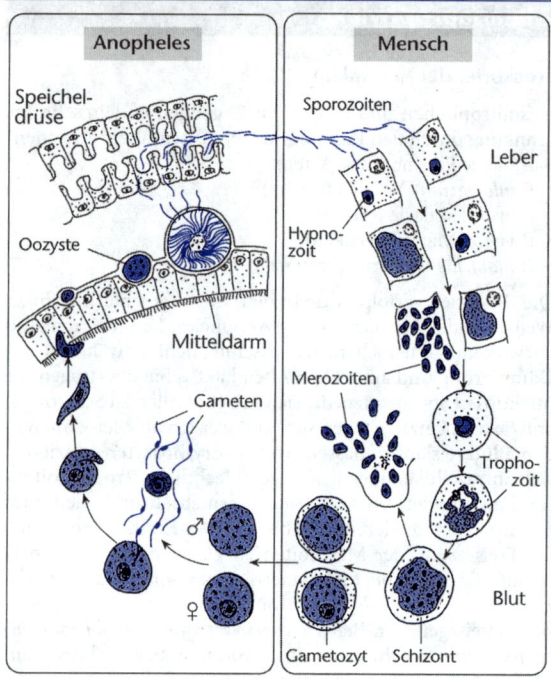

Abb. 11 Malariaerregerzyklus von *Plasmodium vivax*. Nach Brandis et al. (1974): Lehrbuch der Medizinischen Mikrobiologie. Fischer, Stuttgart.

In Deutschland werden jährlich 800–1000 importierte Malariaerkrankungen gemeldet, wobei die Dunkelziffer als nochmals so hoch vermutet wird. Die meisten dieser Erkrankungen wären mit einer konsequenten Expositions- und Chemoprophylaxe vermeidbar.

Schwere Komplikationen und letale Verläufe (1–2% der gemeldeten Erkrankungen) werden praktisch nur bei P.-falciparum-Infektionen (Malaria tropica) beobachtet. Ihre Ursache ist weitgehend in verspäteter Diagnosestellung und dadurch verzögerten Behandlungsbeginn zu suchen.

Bei Malaria tertiana und quartana sind zwar trotz ordnungsgemäßer Prophylaxe Spätrezidive auch noch nach Jahren möglich (Überdauern der Sporozoiten in den Leberzellen als Hypnozoiten), fulminante oder komplizierte Verläufe kommen jedoch praktisch nicht vor.

Inkubationszeit mindestens 7 Tage (vom infizierenden Stich bis zu den ersten Krankheitserscheinungen) bei der Malaria tropica, 12–40 Tage bei der Malaria tertiana bzw. quartana, bis zu maximal 1 Jahr (P. falciparum) und in seltenen Fällen mehrere Jahre (P. vivax, ovale oder malariae).

Symptomatik vielgestaltig: Fieber, Schüttelfröste, Kopfschmerz, Myalgien, Bewusstseinstrübung. Ein Exanthem gehört **nicht** zur Symptomenkomplex der Malaria (DD zum Dengue-Fieber)!

Ab der intraerythrozytären Vermehrung der Merozoiten erfolgt die Vermehrung exponentiell; die Parasitendichte steigt rapide an und damit der Schweregrad der Infektion. Deshalb müssen Diagnose und Behandlung möglichst rasch nach Stellung des Verdachts erfolgen.

Diagnose

- Das Wichtigste ist das frühzeitige „Daran-denken"!
- Bei Fieber unklarer Ursache muss, wenn ein Aufenthalt in malariagefährdeten Gebieten vorangegangen ist, auch bei regelrecht durchgeführter Prophylaxe eine Malaria zunächst angenommen und mit Sicherheit ausgeschlossen werden.
- Bei V.a. Malaria dicken Tropfen und dicken Ausstrich („thick film") zur Giemsa-Färbung anfertigen, zusätzlich konventionellen dünnen Ausstrich zur Parasitendifferenzierung und quantitativen Bestimmung. Optimaler Zeitpunkt zur Blutentnahme ist der Fieberanstieg, bei Verdacht sollte jedoch nicht gewartet werden! Im Zweifelsfall immer stationäre Einweisung, vorzugsweise in ein Tropeninstitut oder in eine erfahrene Klinik. Der serologische Nachweis

spielt nur bei der Abklärung chronisch Erkrankter bzw. der Nachuntersuchung von Tropenrückkehrern eine Rolle (benötigt im akuten Fall zu viel Zeit!).
- Die im Fachhandel angebotenen Schnelltests auf Plasmodien (Malaquick®, Parasight F®) sollen die Selbstdiagnose in Situationen ermöglichen, in denen eine fachgerechte Abklärung nicht zeitnah möglich ist. Die praktische Durchführung ist für Ungeübte jedoch unsicher, und es kommt zu einer hohen Rate falsch negativer Ergebnisse, auch bei hoher Parasitendichte.

⚠ **Cave:** Der Test darf nicht als Ersatz des klassischen Plasmodien-Nachweises in der Praxis verwendet werden! Negative Ergebnisse können das Vorliegen einer Malariainfektion nicht ausschließen, da die drei anderen Plasmodien-Arten nicht erfasst werden.

Indikation zur Prophylaxe

Alle Reisende in Länder mit aktuellem Malariarisiko, auch bei nur sehr kurzem Aufenthalt (vgl. Karte zur Malariaverbreitung, ☞ Abb. 12). Bei einer Zwischenlandung mit kurzem Aufenthalt (< 8 Stunden) im klimatisierten Flughafengebäude rechtfertigt das dann allerdings sehr geringe Risiko einer Malariainfektion **nicht** die Durchführung einer Prophylaxe.

Malariaprophylaxe 2005

Einteilung in Zonen mit unterschiedlicher medikamentöser Chemoprophylaxe gemäß Empfehlungen der Deutschen Gesellschaft für Tropenmedizin und Internationale Gesundheit (DTG)

Stand: Mai 2005

☐ Gebiete, wo die Malaria nicht oder nicht mehr vorkommt

▨ Gebiete mit sehr beschränktem Malariarisiko; Malariaübertragung selten

■ **Gebiete mit Malariaübertragung**

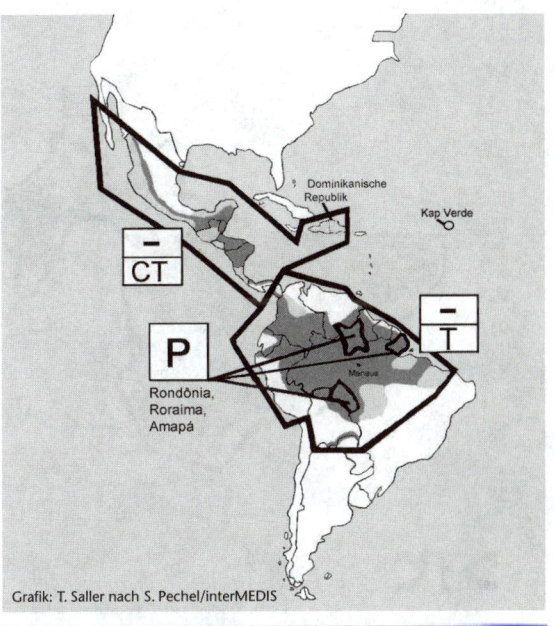

Grafik: T. Saller nach S. Pechel/interMEDIS

| P | Mefloquin (Lariam®), alternativ Atovaquon/Proguanil (Malarone®) oder Doxycyclin* zur Chemoprophylaxe
* für diese Indikation in Deutschland nicht zugelassen |

| APP/
DP | Atovaquon/Proguanil (Malarone®) oder Doxycyclin* zur Chemoprophylaxe
* für diese Indikation in Deutschland nicht zugelassen |

Alle Malariagebiete
> Mückenschutz empfohlen
> (minimales Risiko, siehe Länderliste)

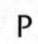

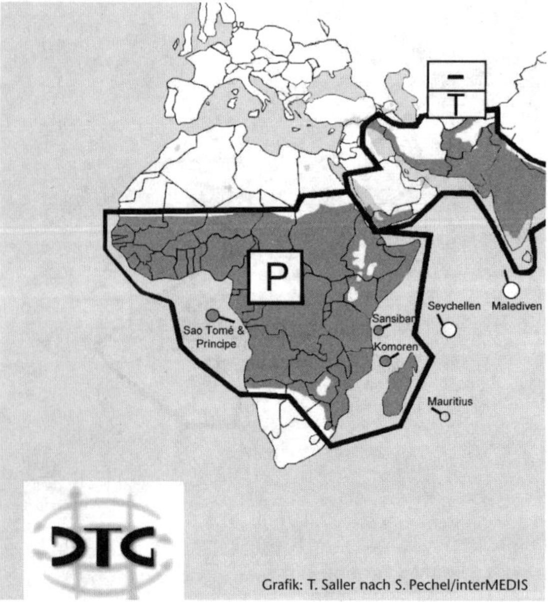

Abb. 12 Malariaverbreitung und -prophylaxe (nach DTG, 2005), Fortsetzung.

Grafik: T. Saller nach S. Pechel/interMEDIS

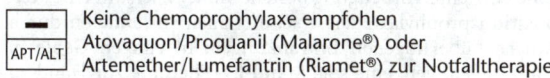

Keine Chemoprophylaxe empfohlen
Atovaquon/Proguanil (Malarone®) oder
Artemether/Lumefantrin (Riamet®) zur Notfalltherapie

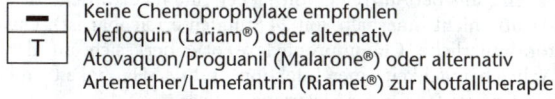

Keine Chemoprophylaxe empfohlen
Mefloquin (Lariam®) oder alternativ
Atovaquon/Proguanil (Malarone®) oder alternativ
Artemether/Lumefantrin (Riamet®) zur Notfalltherapie

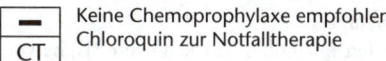

Keine Chemoprophylaxe empfohlen
Chloroquin zur Notfalltherapie

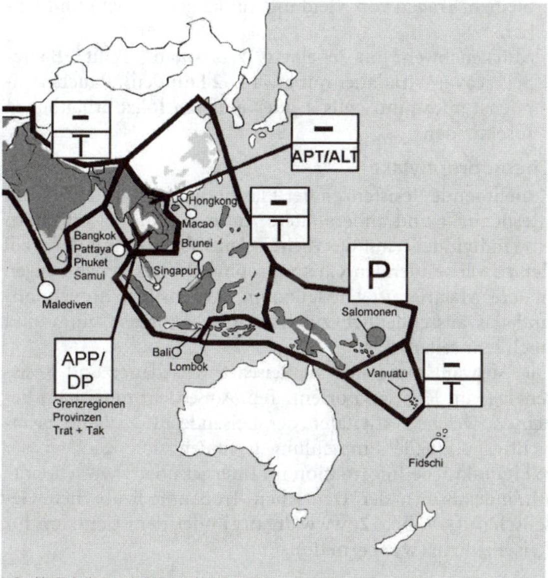

![Karte Südostasien mit Malaria-Chemoprophylaxe-Empfehlungen]

Hongkong
Macao
Brunei
Bangkok
Pattaya
Phuket
Samui
Singapur
Malediven
APP/DP
Grenzregionen
Provinzen
Trat + Tak
Bali
Lombok
Salomonen
P
Vanuatu
Fidschi

Grafik: T. Saller nach S. Pechel/interMEDIS

Eine effiziente Vorbeugung besteht immer zuerst in einer **Expositions**prophylaxe. Diese schützt auch vor anderen durch Mücken übertragenen Erkrankungen. In einigen Gebieten kann es genügen, eine sog. **Stand-by-Therapie** zur Hand zu haben (falls bei Auftreten von Fieber eine medizinische Abklärung nicht innerhalb von 24 Stunden erreichbar ist). Die kontinuierliche **Chemo**prophylaxe orientiert sich an der Wahrscheinlichkeit einer Infektion und der Häufigkeit und Art der Resistenzen der Malariaparasiten.

Expositionsprophylaxe

* Meidung von Orten mit hoher Mückendichte (Nähe von Tümpeln, Ufersäumen, stehenden Gewässern).
* Verwendung von intakten (evtl. mit Repellentien imprägnierten) Moskitonetzen bei Nacht.
* Während der Dämmerung möglichst innerhalb des Hauses bleiben, Tragen von Kleidung mit langen Ärmeln und Beinen.
* Mückenabwehr mit Repellents (z. B. Autan®, Pellit®, Bayrepel®, **cave:** Wirkdauer nur etwa 1–2 Stunden), Räucherspiralen („mosquito coils") oder anderen lokal erhältlichen Insektiziden.

Chemoprophylaxe

Zunehmende Resistenzen der Plasmodien gegen Chloroquin (Resochin®) und andere ältere Antimalariamittel erfordern eine individuelle, auf das Zielreiseland abgestimmte Auswahl der zu verwendenden Chemoprophylaxe. Resistenzen gegen neuere Malariamittel (Mefloquin, Artemisine, Atovaquon) und das ausschließlich zur Therapie benutzte Chinin sind noch sehr selten.

Die Auswahl muss sich an Reiseart, Reisedauer und Resistenzlage im Reiseland orientieren. Außerdem muss man beachten, welche Aktivitäten der Reisende im Zielland beabsichtigt. Aktuelle Empfehlungen finden sich u. a. bei der WHO (aktuelle Information im Internet über www.who.int/ith/index.html), der Deutschen Tropenmedizinischen Gesellschaft (☞ Abb. 12; www.dtg.org) oder dem Centrum für Reisemedizin (www.crm.de).

Die früher benutzte Einteilung der Länder in Regionen mit verschiedenen Empfehlungen zur Art der Chemoprophylaxe ist seit 2003 von der WHO verlassen worden. Seither ist in einer detaillierten Länderliste niedergelegt, in welchem Land (oder welcher Region davon) welche Mittel zur Chemoprophylaxe empfohlen werden. Es empfiehlt sich, bei Reiseberatungen die aktuellen Empfehlungen nachzuschlagen bzw. im Internet (s.o.) aufzusuchen.

Die Empfehlungen gelten nur für Reisen in malariagefährdete Gebiete von bis zu 1 Monat Dauer. Ist ein deutlich längerer Aufenthalt geplant, sollte während des 1. Monats die hier vorgeschlagene Prophylaxe durchgeführt werden, bis vor Ort von einer erfahrenen Institution individueller Rat geholt werden kann.

Medikamente zur Malariaprophylaxe

Chloroquin

Für Gebiete, in denen keine Resistenzen gegen Chloroquin beschrieben sind, zur Prophylaxe und zur notfallmäßigen Selbstbehandlung (Stand-by-Therapie) bei sehr niedrigem Infektionsrisiko. Derzeit wird dieses Vorgehen z.B. für Mittelamerika (Mexiko und Dominikanische Republik) empfohlen, für den indischen Subkontinent und Teile von Südostasien. Auch bei langfristiger Einnahme weitgehend sicher und gut verträglich. Beginn der Prophylaxe 1 Woche vor Abreise.
Dosierung: ☞ Tab. 10.
Mögliche Nebenwirkungen: Schlaflosigkeit, leichte gastrointestinale Erscheinungen. Bei Anwendung über 5 Jahren Augenhintergrundveränderungen.

Chloroquin plus Proguanil

In Gebieten mit wenigen Chloroquin-Resistenzen zur Prophylaxe und Stand-by-Therapie. Wegen unsicherer Wirkung und häufiger Einnahmefehler nicht mehr empfohlen zur Prophylaxe; allenfalls als Reservemittel für Reisende in Gegenden mit geringen Resistenzen, sofern Kontraindikationen gegen die Einnahme von Mefloquin vorliegen (z.B. vorbekannte Epilepsie oder Psychosen). Die Reisenden sind auf die generell sehr unzureichende prophylaktische Wirkung hinzuweisen!

Tab. 10 Dosierung der wichtigsten Pharmaka zur Malariaprophylaxe.

		Chloroquin (mg Base/Wo.)	Proguanil (Tbl./d)	Mefloquin (Tbl./Wo.)	Doxycyclin (Tbl. à 100 mg/d)	Malarone (250/100 mg)	Malarone junior (62,5/25 mg)
Richtdosis (mg/kg KG)		5	3	5	1,5		
Gewicht (kg)	Alter						
< 5	< 3 Mon.	25 = ¼ Tbl.	1 × ¼	Nicht empf.	Kontraind.	Nicht zugelassen	Nicht zugelassen
5–8	4–8 Mon.	50 = ½ Tbl.	1 × ¼	¼	Kontraind.	Nicht zugelassen	Nicht zugelassen
9–14	8 Mon. bis 2 J.	50 = ½ Tbl.	¼–0–¼	¼	Kontraind.	Nicht zugelassen	11–20 kg: 1 Tbl.
15–18	3–4 J.	75 = ¾ Tbl.	½–0–¼	½	Kontraind.	Nicht zugelassen	11–20 kg: 1 Tbl.
19–24	5–7 J	125 = 1 Tbl.	½–0–¼	½	Kontraind.	Nicht zugelassen	21–30 kg: 2 Tbl.
25–35	8–10 J.	125 = 1 Tbl.	½–0–¼	¾	½	Nicht zugelassen	31–40 kg: 3 Tbl.
36–50	11–13 J.	300 = 2 Tbl.	1–0–½	1	¾	Ab 40 kg 1 Tbl.	31–40 kg: 3 Tbl.
> 50	> 14 J.	300 = 2 Tbl.	1–0–1	1	1		
Einnahmedauer nach Rückkehr		4 Wo.	2 Wo.	4 Wo.	4 Wo.	1 Wo.	1 Wo.

Dosierung: ☞ Tab. 10.
Mögliche Nebenwirkungen: zusätzlich zu Chloroquin vermehrte Magen-Darm-Beschwerden, Haut- und Schleimhautreaktionen.
Keine Beschränkung in Schwangerschaft und Stillzeit; geeignet für Säuglinge und Kinder unter 11 kg.

Mefloquin (z.B. Lariam®)

Für Gebiete mit Mefloquin-sensiblen P.-falciparum-Stämmen. Sehr sichere Prophylaxe mit guter Wirksamkeit in sehr vielen Reisegebieten. Auch für Kinder ab dem 3. Monat geeignet.

Dosierung: ☞ Tab. 10.

Häufig **Nebenwirkungen** im psycho-vegetativen Bereich (Schwindel, Unsicherheit, Konzentrationsstörungen), selten auch psychotische Erscheinungen oder Auslösung von epileptischen Anfällen. Die Nebenwirkungen treten häufig schon nach den ersten 2–3 Anwendungen auf, deshalb Prophylaxebeginn möglichst 3 Wochen vor Abreise. Bei höherer Initialdosis („Loading dose", z.B. vor Last-minute-Reisen) werden häufiger Nebenwirkungen berichtet.

Kontraindikationen: Bekannte Epilepsie, Psychosen, Suizidalität in der Anamnese. Nicht für Personen, deren beabsichtigte Tätigkeit im Reiseland ein erhöhtes Maß an Konzentration erfordert (Piloten, Kraftfahrer, Sport- oder Berufstaucher).

Atovaquin/Proguanil (Malarone® und Malarone junior®)

Für alle Gebiete mit häufigen Resistenzen gegen Chloroquin und Mefloquin. Besonders geeignet bei Kurzzeitreisen (Aufenthalt von nur wenigen Tagen in malariagefährdeten Gebieten) und bei Last-minute-Reisen, wenn keine Zeit für eine Austestung vom Mefloquin bleibt. Wirkt auch auf die Parasitenstadien in den Leberzellen, deshalb genügt eine Einnahme mit Betreten des malariagefährdeten Bereichs. Einnahmedauer bis 7 Tage nach Verlassen. In Europa Zulassung für eine maximale Einnahmedauer von 28 Tagen, in anderen Regionen keine solche Beschränkung.

Dosierung: ☞ Tab. 10.

Nebenwirkungen sind selten und meist geringfügig (Kopfschmerzen, Übelkeit, Verdauungsstörungen).

Bei Erbrechen innerhalb 1 Stunde nach Einnahme sollte eine weitere Dosis eingenommen werden.

Artemether/Lumefantrin (Riamet®)

Nur zur notfallmäßigen Selbstbehandlung, nicht geeignet zur Prophylaxe.

Kontraindikationen: Gewicht < 35 kg, Kinder unter 12 Jahren.

Doxycyclin

Alternative zu Mefloquin oder Atovaquon/Proguanil, ausschließlich zur Prophylaxe geeignet.

Dosierung: ☞ Tab. 10.

Nebenwirkungen: Verdauungsstörungen, Allergien, Vaginalmykosen. Patienten auf die Möglichkeit phototoxischer Reaktionen hinweisen und auf Alternativen (Mefloquin oder Atovaquon/Proguanil) vorbereiten.

Kontraindikationen: Schwangerschaft und Frauen im gebärfähigen Alter, Stillzeit, Kinder unter 8 Jahren.

Besondere Personengruppen

Schwangere und stillende Mütter

Prophylaxe unbedingt notwendig. Chloroquin und Proguanil sind gut verträglich, Mefloquin und Doxycyclin kontraindiziert (Mefloquin allerdings im 1. Trimenon unbedenklich). Intensive Aufklärung, verzichtbare Aufenthalte in malariagefährdeten Gebieten unterlassen. Bei Auftreten verdächtiger Symptome sofort ärztliche Hilfe aufsuchen!

→ Nach Einnahme von Mefloquin Schwangerschaftsverhütung für 3 Monate!

Kinder

Kinder bedürfen einer ebenso gewissenhaften Prophylaxe wie Erwachsene. Gerade Säuglinge und Kleinkinder sind von besonders schwer verlaufenden Malariaerkrankungen bedroht. Maßnahmen der Expositionsprophylaxe (Verhütung von Mückenstichen) sollten sorgfältig beachtet werden.

Mefloquin ist für Säuglinge unter 5 Monaten nicht empfohlen, Doxycyclin für bis zu 8 Jahren kontraindiziert (bleibende Zahnverfärbungen)

Reisende mit Tätigkeiten, die besondere Anforderungen an die Feinkoordination stellen

Piloten, Flugpersonal, Bus- und andere gewerbliche Fahrer sowie Urlaubs- und Berufstaucher sollten *kein Mefloquin* (Alternativen s.o.) benutzen. Reisen in Länder mit einer hohen Rate von P.-falciparum-Resistenzen erfordern eine intensive Aufklärung über die Risiken und die Alternativen zu Mefloquin, unter Umständen Verordnung einer Stand-by-Therapie.

Therapie

Auf die Darstellung der Therapie der akuten Malaria wird hier aus Platzgründen verzichtet. Für die **Stand-by-Therapie** kann mitgegeben werden:

- In Ländern mit geringem Risiko und keinen Chloroquin-Resistenzen:
  Chloroquin (z.B. Weimerquin®, Resochin®, Aralen®, Nivaquine®): zu Beginn 600 mg Base (entsprechend 4 Tbl.), weitere 300 mg jeweils nach 6 Stunden, am nächsten und am übernächsten Tag.
- Länder mit mäßigen Resistenzen gegen Chloroquin und keinen oder sehr seltenen Resistenzen gegen Mefloquin eine der folgenden Therapieoptionen:
  - Mefloquin (Lariam®): initial 750 mg (entsprechend 3 Tbl.), nach 8 Stunden 500 mg und nach weiteren 8 Stunden 250 mg.
  - Atovaquon/Proguanil (Malarone®): Je 4 Tbl. an 3 aufeinanderfolgenden Tagen (24 Stunden Abstand).
  - Artemether/Lumefantrin (Riamet®): jeweils 4 Tbl. bei Diagnosestellung und nach 8, 24, 36, 48 und 60 Stunden. Bei Verordnung sollte mittels EKG eine QTc-Verlängerung ausgeschlossen werden.
  - In Gebieten mit hoher Resistenz gegen Chinin: 8 mg Chininbase/kg 3-mal täglich **plus** 100 mg Doxycyclin 1-mal täglich für 7 Tage.

⊕ Cave:

- Keine Form der Chemoprophylaxe stellt einen 100%igen Schutz vor dem Auftreten einer Malariaerkrankung dar. Deshalb sollten **immer** auch alle Maßnahmen der Expositionsprophylaxe beachtet und angewandt werden. Chloroquin ist gut verträglich. Bei dauernder Anwendung über 1 Jahr werden regelmäßige Netzhautkontrollen empfohlen.
- Mefloquin-Prophylaxe etwa 2–3 Wochen vor Ausreise beginnen, um Unverträglichkeiten rechtzeitig festzustellen und erforderlichenfalls auf ein anderes Chemoprophylaktikum umzustellen.
- Doxycyclin ist in Deutschland zur Malariaprophylaxe zwar nicht zugelassen, der „off-label"-Gebrauch ist jedoch aufgrund der internationalen Empfehlungen abgedeckt. Patienten über die Nicht-Zulassung informieren!
- Sulfadoxin/Pyrimethamin (Fansidar®) ist in Deutschland nicht mehr zugelassen, in Afrika südlich der Sahara jedoch zur Therapie noch erhältlich. Keine prophylaktische Anwendung!
- In der Schwangerschaft kontraindiziert: Doxycyclin, Mefloquin (1. Trimenon), Sulfadoxin/Pyrimethamin.

Index

Anhang

Impfkalender (Standardimpfungen) für Säuglinge, Kinder, Jugendliche und Erwachsene
Empfohlenes Impfalter und Mindestabstände zwischen den Impfungen

Impfstoff/ Antigenkombination	Alter in vollendeten Monaten						Alter in vollendeten Jahren			
	Geburt	2	3	4	11–14	15–23 siehe a)	5–6 siehe a)	9–17 siehe a)	ab 18	≥ 60
DTaB*		1.	2.	3.	4.					
Td b)							A	A	A***	
aP								A		
Hib*		1.	2. c)	3.	4.					
IPV*		1.	2. c)	3.	4.					
HB*	siehe d)	1.	2. c)	3.	4.					
MMR**					1.	2.		A		
Varizellen					1.			G		
Influenza ****								G e)		S
Pneumokokken *****										S

Um die Zahl der Injektionen möglichst gering zu halten, sollten vorzugsweise Kombinationsimpfstoffe verwendet werden. Impfstoffe mit unterschiedlichen Antigenkombinationen von D/d, T, aP, HB, Hib, IPV sind bereits verfügbar. Bei Verwendung von Kombinationsimpfstoffen sind die Angaben des Herstellers zu den Impfabständen zu beachten.

A   Auffrischimpfung: Diese sollte möglichst nicht früher als 5 Jahre nach der vorhergehenden letzten Dosis erfolgen.

G   Grundimmunisierung aller noch nicht geimpften Jugendlichen bzw. Komplettierung eines unvollständigen Impfschutzes.

S   Standardimpfungen mit allgemeiner Anwendung = Regelimpfungen.

a)   Zu diesen Zeitpunkten soll der Impfstatus unbedingt überprüft und gegebenenfalls vervollständigt werden.

b)   Ab einem Alter von 5 bzw. 6 Jahren wird zur Auffrischimpfung ein Impfstoff mit reduziertem Diphtherietoxoid-Gehalt (d) verwendet.

c)   Bei monovalenter Anwendung bzw. bei Kombinationsimpfstoffen ohne Pertussiskomponente kann diese Dosis entfallen.

d)   Siehe Anmerkungen „Postexpositionelle Hepatitis-B-Immunprophylaxe bei Neugeborenen" (S. XXX).

e)   Ungeimpfte Jugendliche ohne Varizellen-Anamnese; ab dem Alter von 13 Jahren zwei Impfungen im Abstand von mindestens 6 Wochen.

*   Abstände zwischen den Impfungen mindestens 4 Wochen; Abstand zwischen vorletzter und letzter Impfung mindestens 6 Monate

**   Mindestabstand zwischen den Impfungen 4 Wochen

***   Jeweils 10 Jahre nach der letzten vorangegangenen Dosis

****   Jährlich mit dem von der WHO empfohlenen aktuellen Impfstoff

*****   Impfung mit Polysaccharid-Impfstoff; Wiederimpfung im Abstand von 6 Jahren

Verhalten nach Nadelstichverletzungen

1. Ohne Zeitverlust Wunde waschen mit viel Wasser und Seife (z.B. Betaisodona®-Waschseife).

2. Wunde inspizieren (Tiefe, Verletzung von Gefäßen?) – nicht herumdrücken, möglichst wenig Manipulation!

3. Desinfektion mit 70% Alkohol (gebräuchliche Desinfektionslösung).

4. Medikamentöse Prophylaxe **in Abhängigkeit von einer etwaigen Infektionsgefährdung:**

   a. Besteht bei dem Indexpatienten (mit dessen Blut die in Frage kommende Nadel kontaminiert war) eine sichere oder wahrscheinliche **Hepatitis-B-Infektion**?
      - Nadel für mikrobiologische Untersuchung aufheben.
      - Hepatitis-B-Immunglobulin, z.B. HB-Immunglobulin Behring (0,06ml/kg KG i.m.).
      - Aktive Hepatitis-B-Impfung (sofern bisher keine Impfung erfolgte).
      - Blutentnahme sofort; Kontrolle nach 4, 8 und 16 Wochen.
      - Sofern Hepatitis-Status des Indexpatienten unbekannt, sofortige Serologie veranlassen (Vermerk „cito"; Ergebnis innerhalb weniger Stunden möglich).

   b. Besteht bei dem Indexpatienten eine sichere oder wahrscheinliche **HIV-Infektion**?
      Nadel für mikrobiologische Untersuchung aufheben.
      Wenn medikamentöse Prophylaxe notwendig und oder gewünscht, sofortiger Beginn mit antiretroviraler 3fach-Kombination:
      - Combivir® plus Viracept® oder
      - Combivir® plus Kaletra®
      - Blutentnahme sofort; Kontrolle nach 3, 6 und 12 Monaten
      Beginn: Möglichst sofort, spätestens innerhalb 72 Stunden. Behandlungsdauer 4 Wochen.

   c. Besteht eine sichere oder wahrscheinliche **Hepatitis-C-Infektion**?
      - Keine Chemoprophylaxe möglich
      - Blutentnahme sofort; Kontrolle nach 3, 6 und 12 Monaten

   d. Könnte der Indexpatient eine der beiden Infektionen *vielleicht* haben?
      - Nadel für mikrobiologische Untersuchung aufheben
      - Blutentnahme mit Einwilligung des Patienten
      - Blutentnahme sofort; Kontrolle nach 3, 6 und 12 Monaten

5. Immer Vorstellung beim D-Arzt bzw. Unfallmeldung an die Berufsgenossenschaft!

Die Medikamente für die postexpositionelle Prophylaxe sollten innerhalb von 2 Stunden lieferbar sein! *(Kontakt zur nächstgelegenen Apotheke oder Klinik aufnehmen und Lieferbarkeit im Ernstfall sichern.)*

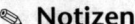 **Notizen**

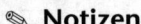 **Notizen**

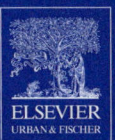
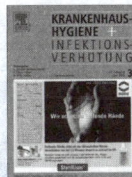
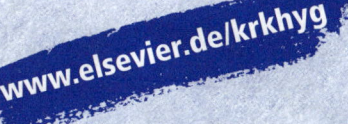

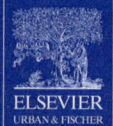

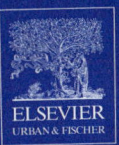
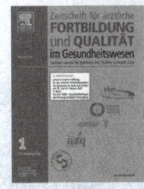

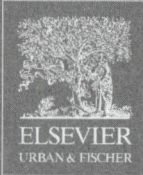
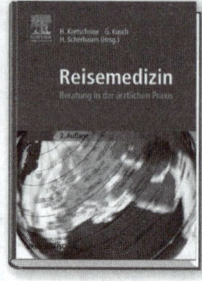